名畫與疾病

內科教授為你把脈

張天鈞 著

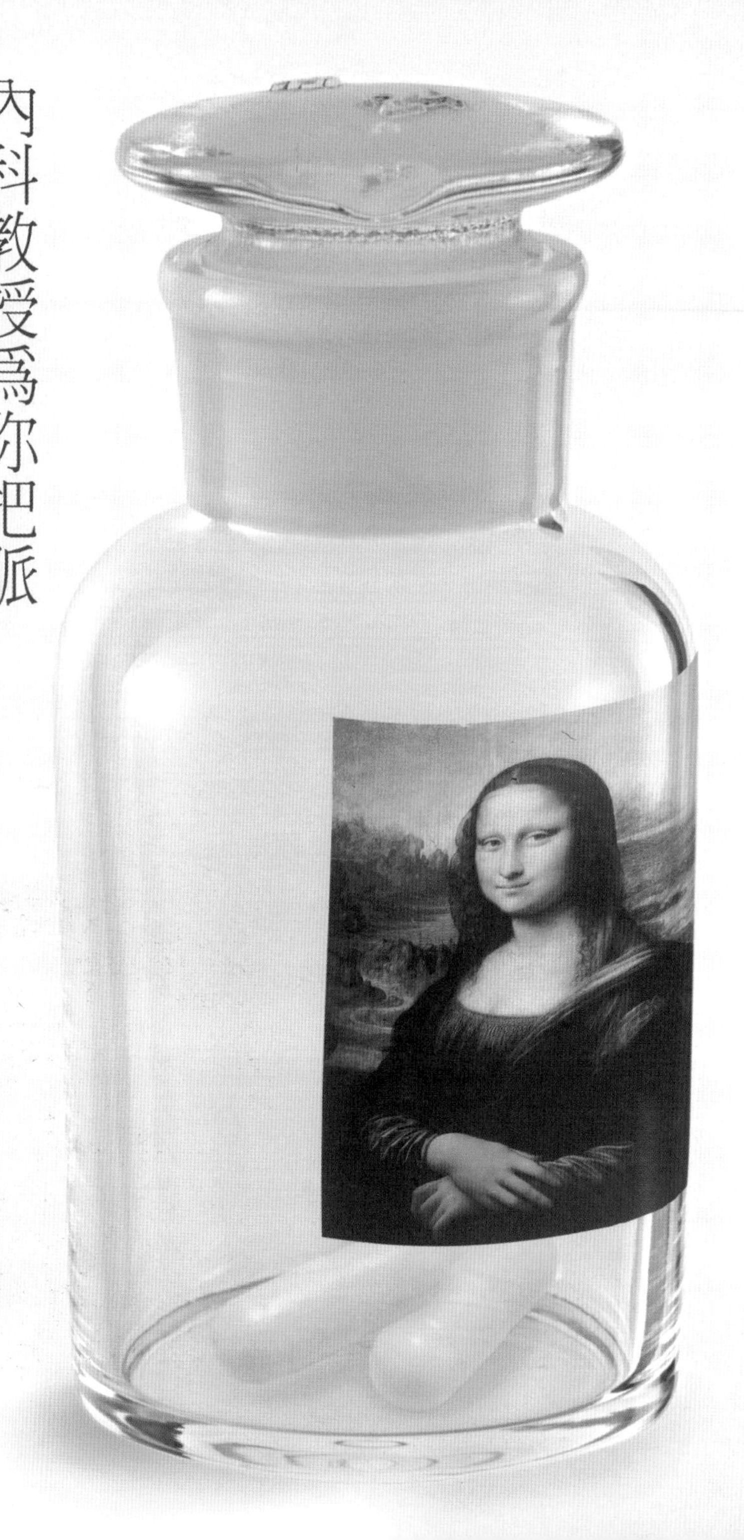

序

民國八十六年初，當時與我還素未謀面，正擔任《中國時報》醫藥保健版的編輯——駱紳先生打電話給我，邀請我寫文章，從醫學的角度談有關《中國時報》與「歷史博物館」合辦的「黃金印象」畫展。我也欣然接受，並很快的爲文刊出。

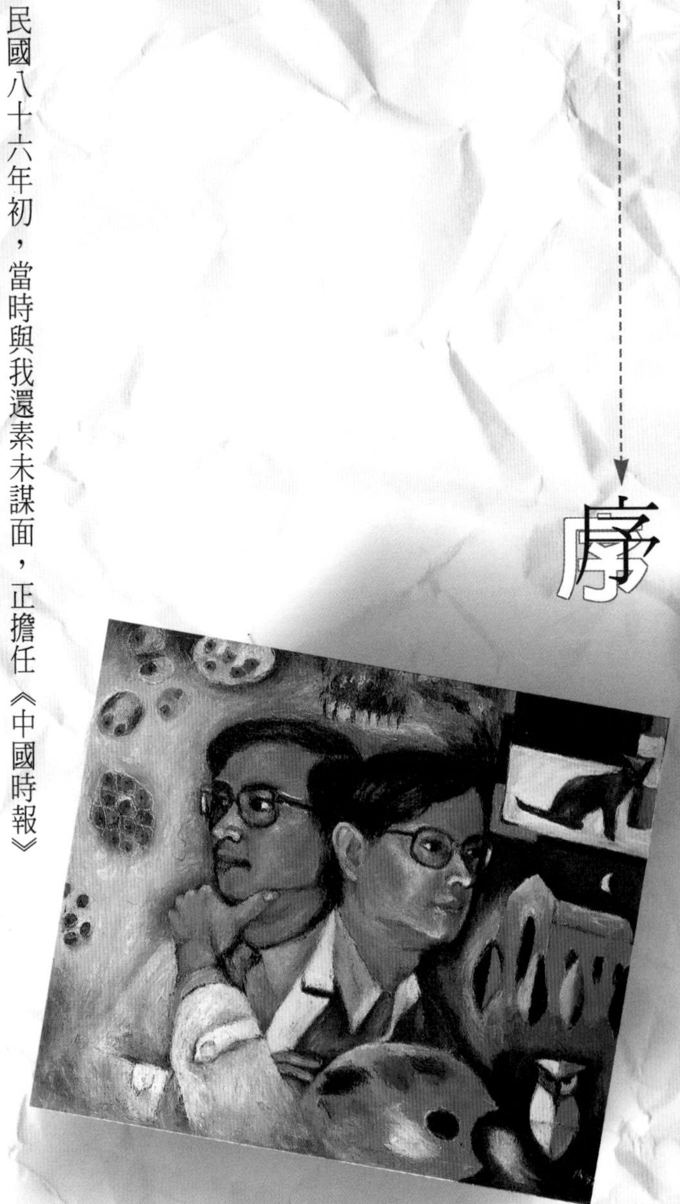

雙面自畫像　張天鈞　1997　油畫　15F

後來駱紳先生認爲我何不在《中國時報》醫藥保健版開闢一個專欄，介紹醫學知識。我說若介紹醫學常識，寫一篇不必花多少時間，不過我認爲這樣一點也不具挑戰性，也不怎麼有趣。

由於我自小就熱愛藝術，雖然最後選擇醫學做爲職業，但對藝術的熱衷卻從沒有消減過。此外，我自大學一年級起就參加台大美術社，不但經常閱讀有關藝術的書籍，而且一直作畫迄今，中間只有頻率的多寡，但卻不曾間斷。因此我就跟他建議，是否可以介紹圖畫，並從圖畫來談與醫學有關的種種，例如圖中所顯示的醫學異常、畫家的疾病、和畫家的內心世界所代表的醫學意義，以及由圖畫聯想到的醫學保健常識等。

由於寫醫學專欄，需要花費的時間並不多，而寫上述的文章，卻是完全的創新，因此雖然每篇文章只有八百字左右，但從構想點子、收集圖畫、閱讀相關藝術資料，查閱最新醫學知識，到文章完稿，都要花費不少時間。

我曾跟駱紳先生說過，答應寫這種文章，就像《讀者文摘》中有人曾說過的，把帽子丟過籬笆，逼自己非得去揀不可。經由這樣，激勵自己，才能創造新的事物。

自民國八十六年二月二十八日第一篇刊載至今，已累積了八十篇文章，而《中國時報》醫藥保健版的編輯也由駱紳先生換成李韮鴻小姐。由於該專欄深受讀者的喜愛，因此很多人或剪報、或打電話詢問、或寫信給我，也有老師在上課時引用。

由於報上刊載的圖片是黑白的，比較不容易表達圖畫的優美，此外，也有很多人問我要不要出書，因此我在寫到五十篇時曾向「時報出版社」莫昭平總經理提及此事，但因她認爲文章還少，因此暫時作罷。最近突然接到生智出版公司的編輯部企劃于善祿先生打電話給我，說他們想出版此書。由於「時報出版社」最近並無出版醫藥保健書籍的計畫，且在跟于善祿先生當面談過話後，覺得十分投緣，發現我們對提昇社會生活層次的理念是一致的，因此在不到三十分鐘的時間內，就幾乎談妥出版的每一個細節。

現在《名畫與疾病》終於要出版了，也實現了我和許多《中國時報》讀者的心願。希望讀者在欣賞圖畫的當中，也能輕鬆的獲得醫學保健常識。而更重要的是希望讀者能體會筆者對人類、對社會、對文化，和對環保的關懷。

最後我要謝謝我的內人美瑱——藥師和雕塑工作者，因爲最初在想點子時，許多篇是出自她的構想，而她也是文章剛出爐的忠實讀者和修飾者。此外每篇文章在《中國時報》刊出時，也都是由她剪報、護貝和細心收集的。

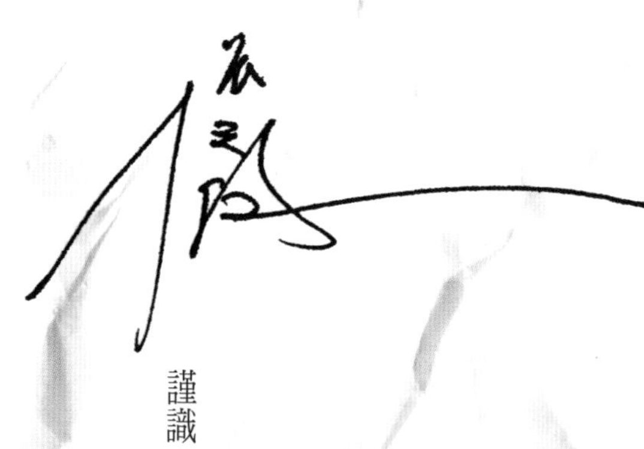

謹識

民國八十七年聖誕夜於巧屋

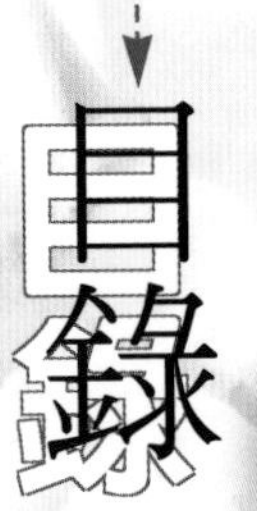

NO.1

憩　　張天鈞　1995　油畫　4F

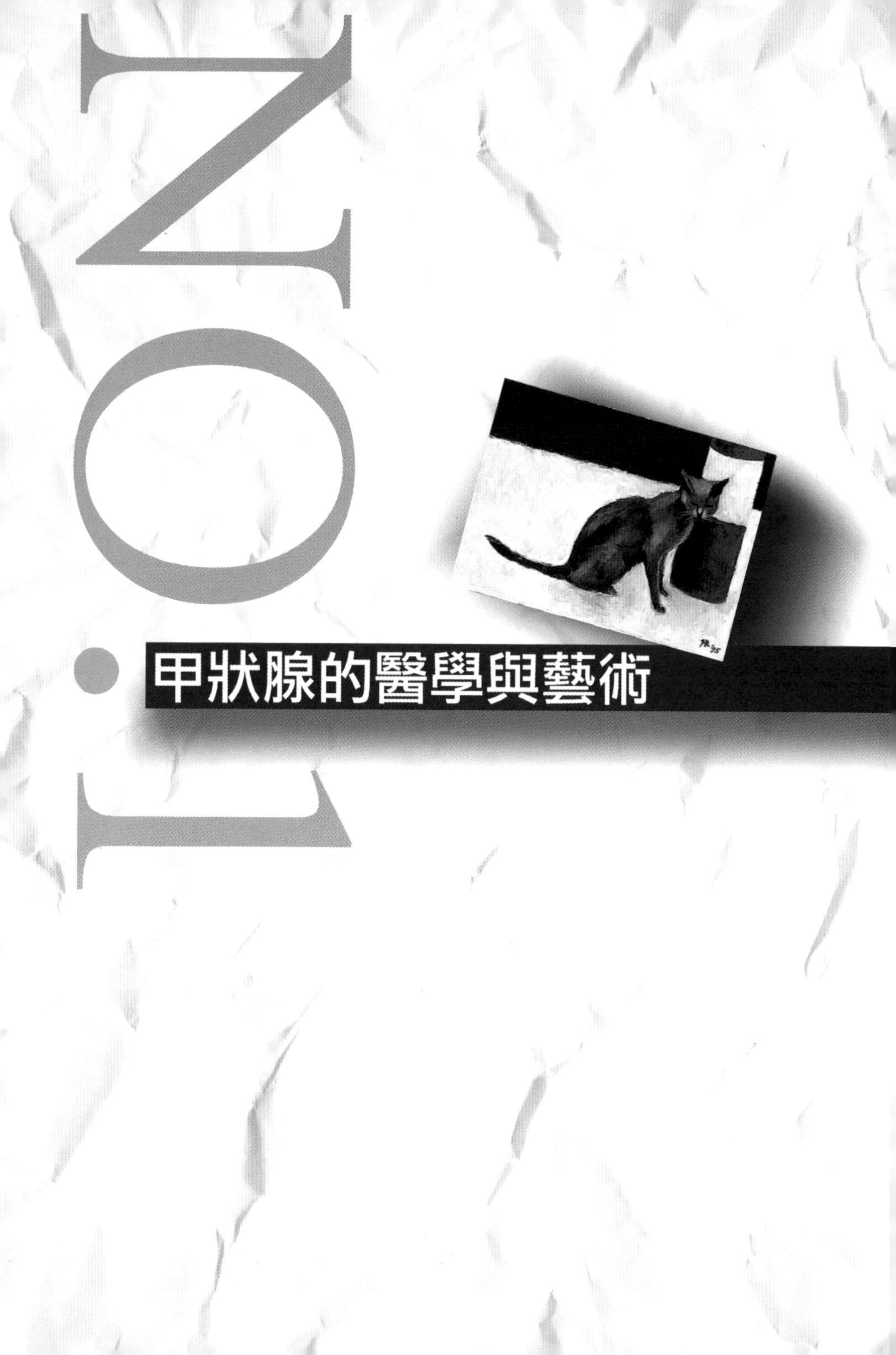
NOI
甲狀腺的醫學與藝術

自我檢查甲狀腺腫

莫第里亞尼於一八八四年出生於義大利的里沃爾諾，幼年體弱多病，一直到十四歲那年才對繪畫產生興趣。他是猶太人後裔，生得英俊瀟灑，頗受女孩子喜愛。於二十二歲那年到達巴黎，三十三歲時認識了年方十九歲的海布特，兩人皆在藝術學院上課，他爲她畫了這幅「穿黃色毛衣的珍妮海布特」，這時的海布特已經有了身孕。畫中他將脖子拉長，去掉了眼珠，大膽的將人體變形。由於莫第里亞尼酗酒又吸毒，身體並不是很好，於一九二〇年一月二十四日就因肺炎過世，享年三十六歲。深愛著他的海布特於第二天從五樓跳樓自盡。由於女方父母親的反對，一直到五年後才讓他們葬在一起。

甲狀腺腫過去在台灣是相當常見的，雖然經過食鹽加碘，使得巨大的甲狀腺腫很少看到，但在成年人，甲狀腺腫的病人仍然非常多。引起甲狀腺腫的原因很多，大部分是功能正常的瀰漫性甲狀腺腫或良性結節腫，一部分則是慢性甲狀腺發炎和甲狀腺機能亢進症，少部分爲亞急性甲狀腺發炎、化膿性甲狀腺炎和甲狀腺癌。

自我檢查甲狀腺腫的方法很簡單，只要對著鏡子喝一杯水，在喉結的下方，頸部兩側鼓起的胸鎖乳突肌的內側，在吞嚥時會有上下滑動的腫塊出現，就有甲狀腺腫的可能，這時應找醫師診治。在莫第里亞尼的這幅圖中，我們看到圖中的女人頸部的肌肉與氣管之間沒有正常凹陷的溝槽，有點像甲狀腺腫病人一樣的變化。至於一些媽媽常帶著她國中的小孩來門診問我有沒有甲狀腺腫，一看就知道這小孩是運動充足的選手，因爲他有發育良好的頸部肌肉，這在吞嚥時是不會上下滑動的，很容易就可以經由這個動作來和甲狀腺腫區別。

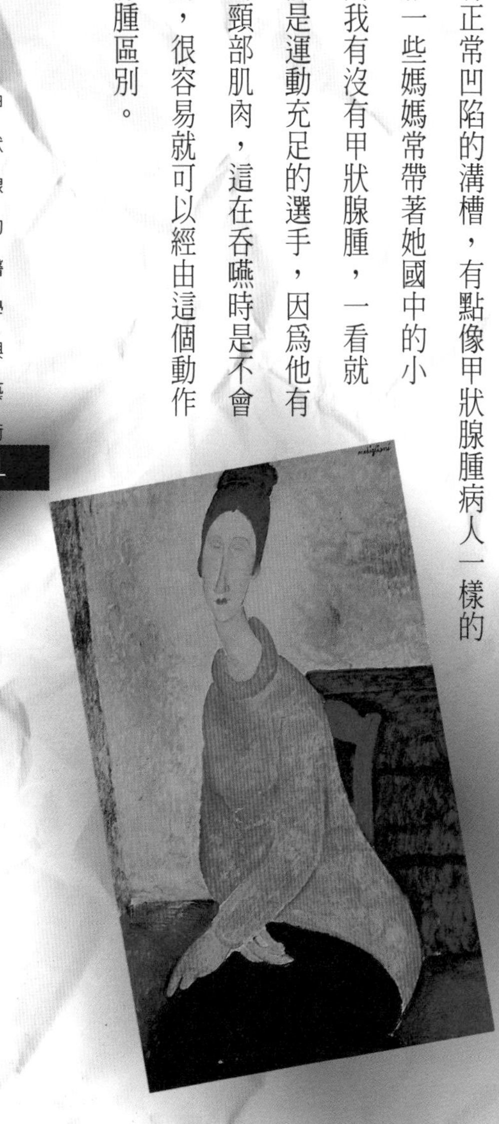

眼睛凸出來怎麼辦？

有一天在台中開完會以後我去泰雅度假村度假，一大早起來，看到一座雕像，右手放在眼睛上方看向遠方，眼睛凸凸的，讓我想起故鄉廟宇裏在媽祖身旁站立、眼睛凸凸的神像，一座是千里眼，一座是順風耳。順風耳通常將手放在耳朵旁邊，傾聽聲音，而我眼前的這座將手放在眼睛上方看向遠方的便是千里眼了。我看祂旁邊的說明寫著，千里眼和順風耳是兄弟，由於千里眼可以看得很遠，順風耳可以聽得很遠，也就是高瞻遠矚，因此替他們家賺了不少錢。也有一說是千里眼和順風耳爲殷紂王屬下的將軍，名叫高明及高覺，助紂爲虐，使周武王之兵大敗。周武王的宰相姜子牙以照魔鏡知悉有千里眼和順風耳兩魔幫忙，因此以鼓聲擾亂順風耳，以大旗遮千里眼之目，才使其負傷而亡，變成厲鬼，最後被媽祖收伏，成爲其部屬。

在甲狀腺機能亢進的病人，除了出現甲狀腺腫大、心悸、手抖、怕熱、體重減輕、月經失調的症狀外，有些病人也會有眼睛不舒服的症狀，例如：怕光、眼睛酸澀、眼皮紅腫、複視、視力模糊等等，此外有些病人也會出現眼凸，而眼凸這種症狀是大家最熟悉的。

對於這種病人，我們應愈早處理愈好，若延誤治療時機，產生不可逆的變化，可能就必須手術治療，而且還不一定會百分之百恢復到原來的樣子。在治療上我們可以利用藥物將甲狀腺機能控制正常，此外評估眼病變是否有活動性，也就是有否紅、腫、熱、痛的現象，如果有，就要用皮質類固醇來治療，在二十四小時內症狀就會改善，然後再慢慢減藥，等到半年至一年後若沒有完全恢復，例如明顯眼凸、複視、或眼皮上拉，則可作手術治療；例如對眼凸患者，將眼窩的骨頭去掉一部分，眼睛就會內縮；若複視，則像斜視一樣作眼肌肉調整手術；如果眼皮上拉，則可作眼皮手術，病人的外觀就會恢復自然。總之，雖然凸眼給人的感覺是炯炯有神的，但若因此而眼睛閉不緊，並不會像千里眼一樣看得很遠，反而會因睡覺時角膜沒有受到保護，受損而視力減退。

海帶與健康

由日本本州的青森坐火車穿過津輕海峽的海底隧道，就可以到北海岸的函館。在沒有雲的夜晚，到南端的小山上可以觀賞函館的夜景。細細閃閃的燈光，羅列如一把張開的扇子，似千萬顆鑽石般鑲嵌其上，此般美景，令人難忘。清晨到海邊散步，可以看到一群工人將海裡撈起來的長長的海帶（昆布）平鋪在沙灘上曬，下面則墊著塑膠布（見圖）。每條海帶有幾公尺長，二十多公分寬，呈黃褐色。附近則到處可看到陳售海帶製品的店面。這

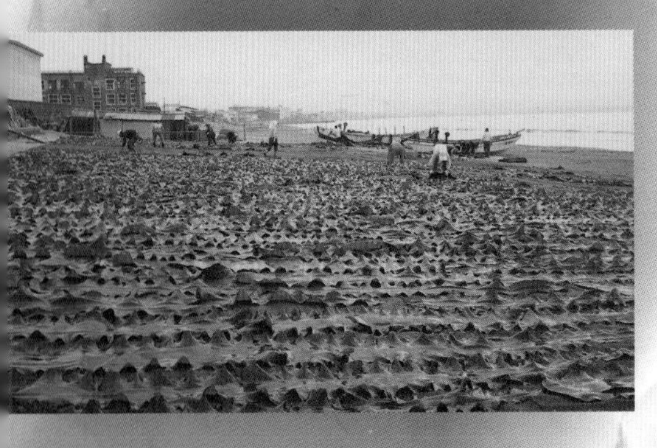

些海帶或直接乾燥、或切絲、或削皮、或磨粉，也有的是製成海帶糖，或海帶茶來販售。

海帶含有很多碘。乾燥的海帶每公克含有八百至四千五微克，而我們一天至少需要碘四十至一百二十微克。若碘不夠，會影響甲狀腺利用它來製造甲狀腺荷爾蒙，這樣就會使腦垂腺分泌甲狀腺刺激素，來刺激甲狀腺製造荷爾蒙，結果使得甲狀腺腫大。若碘缺乏嚴重，還可導致甲狀腺機能不足，在小孩子出現呆小症，甚至有神經病變，無法做跳躍的動作。在大陸內陸地區，可以看到這樣的病人。

過去台灣食物缺碘，水質又不良，兩者加在一起，使得罹患甲狀腺腫的人相當多，根據當年的調查，每五個學童就有一個甲狀腺腫。自從民國五十六年台灣全面食鹽加碘，甲狀腺腫的發生率已顯著降低，變成二十五個學童才有一個甲狀腺腫，而且現在已經很難看到巨大的甲狀腺腫。

雖然一般人若沒有食用海帶的習慣，通常都需要使用加碘的精鹽，可是對於罹患有甲狀腺機能亢進症、或是慢性甲狀腺炎（橋本氏甲狀腺炎）的病人，服用碘卻會使前者容易復發，後者病情惡化。因此有這兩種疾病的病人最好使用未加碘的食鹽（請注意不是低鈉鹽），生活上也應避免享用海帶這種高碘含量的食物。

甲狀腺機能不正常影響懷孕

相信去過瑞士的人都會被阿爾卑斯山的美所吸引，圖中後方高聳的山就是阿爾卑斯山脈。由於阿爾卑斯山的冰雪在夏天溶化，會將泥土中的碘沖刷到河流，當地居民因飲水和食物中缺碘，而出現甲狀腺腫，嚴重時甚至由於甲狀腺荷爾蒙不足，會長的又小又呆，同時又有大脖子，就如圖中這個人一樣。

正常人每天碘的攝取量應該在一百～一百五十微克之間，才不會出現甲狀腺腫。在懷孕時一部分的碘必須從母親分給胎兒，而且這時腎臟對碘的清除率增加，所以在懷孕或哺乳的婦女每天至少需要碘二百微克。有人用超音波測定懷孕前和懷孕時甲狀腺的體積變化，在碘充足的國家懷孕時甲狀腺體積不會有太大的變化。若碘不足則懷孕時甲狀腺體積增加百分之三十，甚至更多。

在甲狀腺功能過低時，女人不易排卵，也因此不容易懷孕，如果補充甲狀腺荷爾蒙，則病人很快就能懷孕。但在懷孕時甲狀腺荷爾蒙的使用量要比懷孕前劑量增加百分之四十到五十，同時在懷孕中也要抽血測定荷爾蒙來調整劑量。

甲狀腺功能亢進時也會影響排卵，因此造成不孕。若懷孕，也容易流產，所以要用抗甲狀腺藥物治療，即使懷孕時也一樣，不過在懷孕末期，除非必要，能夠停藥就停藥。在懷孕時我們也要定期抽血測定游離甲狀腺素，讓它維持在正常範圍的上面三分之一，這樣胎兒的血清游離甲狀腺素濃度就可維持在正常範圍的中間。此外在懷孕初期和末期最

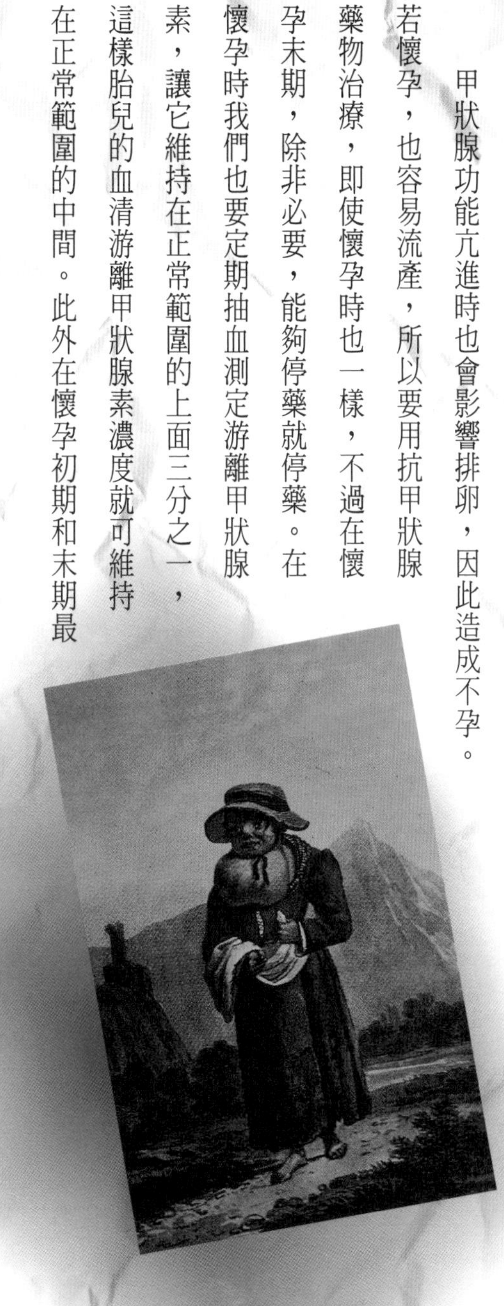

好測定刺激甲狀腺的抗體，因為如果抗體太高，則容易發生新生兒甲狀腺機能亢進症，母親的甲狀腺機能亢進也容易再發。

在產後需要服用抗甲狀腺藥物的人，只要服用的劑量不多，仍可繼續哺乳，但宜每二～四星期測定嬰兒的甲狀腺荷爾蒙和甲狀腺刺激素。

過去認為婦女在懷孕時，甲狀腺腫大是正常的現象，其實這是因懷孕時生理的變化對甲狀腺的刺激。若補充足夠的碘，就會有正常的生理適應，而不會出現甲狀腺腫。此外甲狀腺機能不正常會影響懷孕，適當的治療，對不孕症有很好的效果。總之，懷孕時甲狀腺異常是常見的，若能好好治療，就不會有太大的問題。

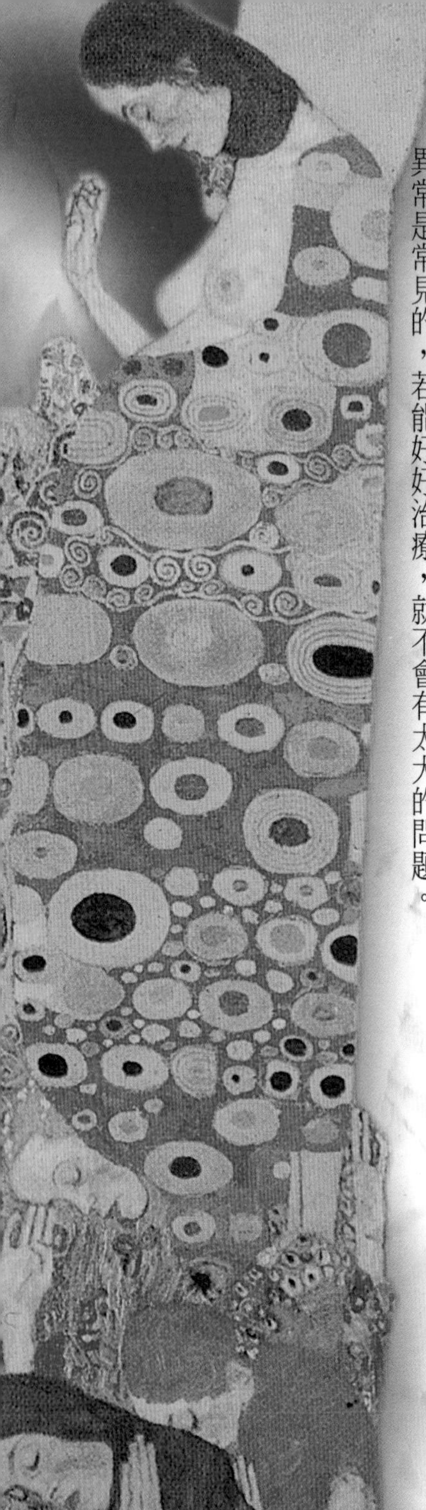

甲狀腺機能亢進病人懷孕時如何服藥？

畫家克林姆特於一八六二年生於維也納，十四歲那年進入維也納美術館附屬的美術工藝學校就讀，十七歲則跟隨畫家馬卡爾特習畫，追求裝飾的畫風。後來他從繪畫轉而研究鑲嵌畫，此後其畫風就帶有鑲嵌的裝飾效果。

圖中的這幅名為「希望II」的作品，畫的是一位懷孕的婦女。雖然現在的廣告常可以看到這樣的圖片，但在當時是很少見的。畫這幅圖的機緣是因為他的模特兒荷瑪小姐懷孕了，但克林姆特還是要求她留下來。雖然她最初想拒絕，但因需要工作賺錢來維持家計，所以勉強同意下來，因此畫家畫下「希望I」的作品，而在四年以後再畫下「希望II」這幅類似題材的畫作，也是他典型帶有濃厚鑲嵌裝飾味道的作品之一。

懷孕是生兒育女的一個重要過程，母親和胎兒會互相影響，如果母親因為生病必須服藥，就要考慮藥品是否會穿過胎盤而影響胎兒。甲狀腺機能亢進的病人在年輕女性是十分常見的，如果甲狀腺荷爾蒙分泌過量，會影響月經和排卵，而造成不孕。但使用抗甲狀腺藥物治療後，病人就很容易懷孕，這時病人從耽心不孕轉為因懷孕而耽憂藥物是否會影響胎兒。事實上如果驟然停藥，病人很快會恢復機能亢進的狀態，這樣很容易造成流產或死胎。所以最理想的方法是繼續服藥，但儘量減少不必要的藥物。等到病情愈來愈好後，再慢慢減藥。通常在懷孕第十五週時藥物的需要量可能較多，到懷孕的最後一至三個月就可以停藥。這樣生出來的小孩子通常是活潑又可愛的。在門診時常遇到懷孕的甲狀腺機能亢進症的媽媽想把她們懷的小孩子拿掉，我都勸她們不要這樣做，現在那些小孩子都長得很大了，常常跟著媽媽來看病，在我的門診室裡跑來跑去，非常的可愛。

放射性碘與甲狀腺眼病變

米羅（一八九三～一九八三）是西班牙畫家。到過西班牙旅遊的人，都會被西班牙的文化、建築和藝術所迷惑。也許正因爲如此，才會產生除米羅以外，像畢卡索、達利這些世界級的大畫家。

米羅的藝術是極爲坦直的，他的作品有如幼童似的天眞，喜歡用符號，或類似我國的象形文字，或線條來畫圖。他也說：「圖畫爲著要給觀賞者有個當頭一棒的刺激，必須有豐富而堅強有力的材料。」他所謂的材料就是色彩，而他的色彩又是如此的鮮明亮麗。

在這張一九四六年時畫的「日出時的女人與鳥」，畫家在色彩方面，用綠色和紅色作了強烈的對比。他也畫了一些像眼睛一樣的圖案。此外用黑色的線條勾勒出心中想像的女人和鳥的模樣。

在甲狀腺機能亢進症病人，有些會出現像圖中眼睛一樣的變化。其特別之處在於正常人的眼睛，除非是生氣時睜大了眼睛，否則眼白只會露出左右，不會出現上下的部分。但若病人有眼病變，有些人會有酸澀、紅腫的現象，有些人則眼球轉動不靈活，因爲轉動不對稱，而出現複視，有些人則眼睛明顯的凸起。

對於甲狀腺機能亢進症病人，醫師通常會用抗甲狀腺藥物來治療。若病人對抗甲狀腺藥物過敏，而出現皮膚癢的現象，甚至白血球減少，或是一停藥

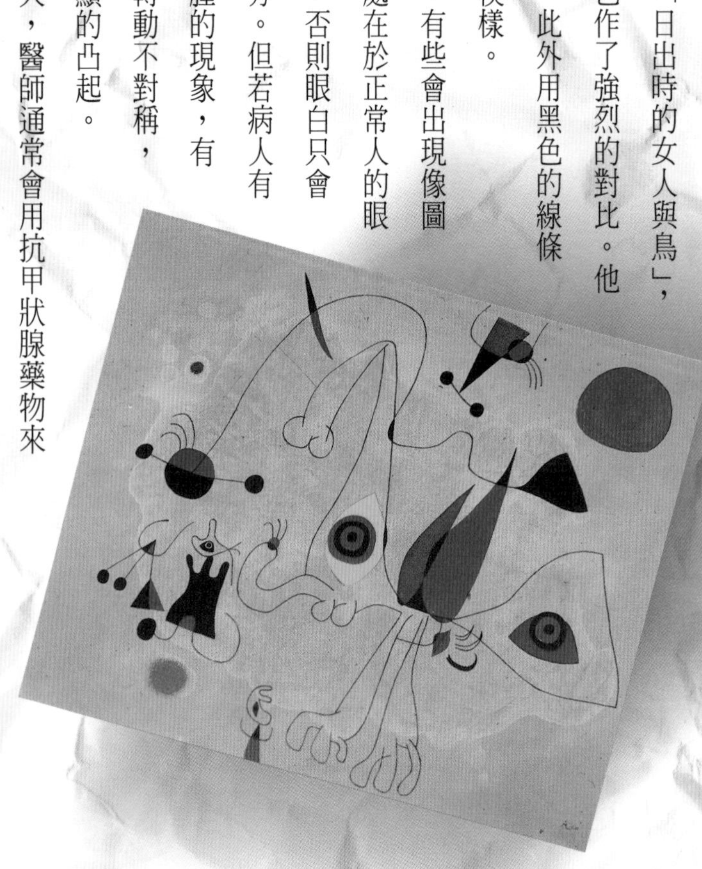

甲狀腺機能亢進症就再發，這樣就可使用放射性碘來治療。

病人口服放射性碘後，放射性碘會被濃縮至甲狀腺，經由放出放射性，來破壞甲狀腺組織，等於將製造甲狀腺荷爾蒙的工廠的員工裁員。

義大利最近的研究顯示，使用放射性碘來治療時，若病人先前就有眼病變的症狀，這時可能會惡化，若以前沒有眼病變，少部分人會出現暫時性的眼病變，必須趕快用腎上腺皮質類固醇來治療眼病變的症狀，和防止眼病變惡化。

雖然如此，放射性碘還是治療甲狀腺機能亢進症很有用的工具，它不但不會有手術的併發症或疤痕，而且可以讓甲狀腺腫大消退，使用上也只需口服一至三次藥物即可，是相當便宜而有效的治療方式。因此並不必因爲怕眼病變而放棄利用此種方法來治療甲狀腺機能亢進症。

治好甲狀腺機能低下 人也變美了

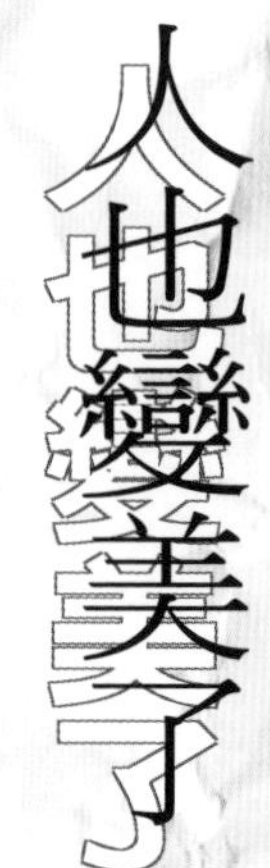

在過去沒有照相機，或是照相機不發達的時代，一些疾病造成的變化，往往要靠藝術家的手，把它記錄下來。這些圖畫由於繪製精美，常常變成另一種藝術品。

圖片中的人物是西元一八七八年，歐德報告一位甲狀腺機能低下的病人，發病前（二十一歲，上圖）和發病後（二十八歲，下圖）的樣子。同樣是二十多歲的年紀，發病前兩眼炯炯有神，三圍玲瓏有致，發病後則兩眼無神，身材臃腫，而且看起來好像是穿百貨公司媽媽專櫃的衣服，雖然病人這時也才二十八歲而已。

甲狀腺機能低下是十分常見的。一般發生的原因可以是慢性甲狀腺發炎（橋本氏甲狀腺炎），破壞了甲狀腺細胞，以致無法製造足夠的荷爾蒙。有時是甲狀腺手術後造成的，特別是慢性發炎造成的甲狀腺腫，沒有弄清楚原因，就去手術，很容易造成甲狀腺機能低下。

甲狀腺機能亢進的人手術時切除了太多的甲狀腺也會造成甲狀腺機能低下。甲狀腺機能亢進的病人服用放射性碘治療，在很久以後也可能造成甲狀腺機能低下。

甲狀腺癌病人，在手術後，爲了徹底去除癌組織而服用放射性碘，也可能破壞了正常的甲狀腺組織，而造成甲狀腺機能低下。

也有少數的病人因先天甲狀腺發育不正常，也會出現甲狀腺機能低下。

甲狀腺機能低下時，最典型的表現是外觀浮腫、蒼白，病人自己覺得沒有精神、提不起勁、怕冷、便秘、走路覺得很笨重等。

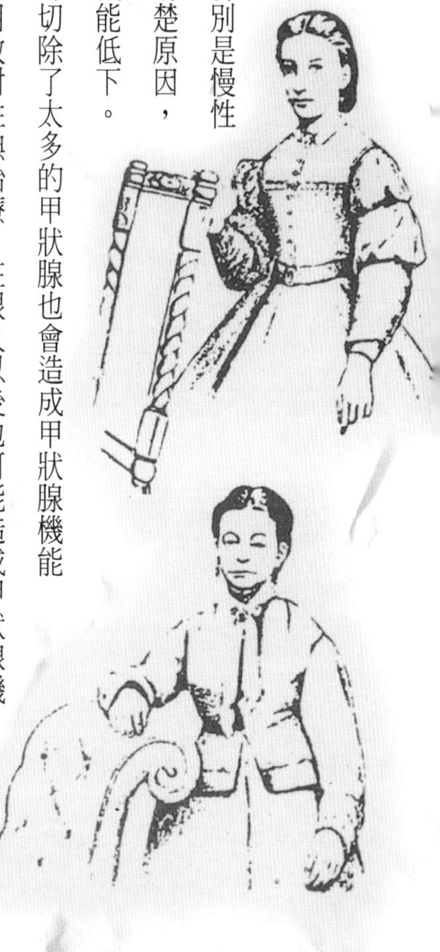

甲狀腺機能低下時，在女性有一個特殊的現象，就是月經失調、不孕。我就曾有病人結婚後一直不孕，她先去找婦產科專門研究生殖內分泌的專家看診。醫師一看，就建議她來找我。在確定是甲狀腺機能低下後，我給她服用甲狀腺素，幾個月後，病人就懷孕了。結果是病人夫婦都很高興，我也吃了他們兒子的滿月蛋糕，體重又多增加了一些。

內分泌疾病的外表常有特殊的變化，甲狀腺機能低下症就是一個十分典型的例子。在治療後，可以出現明顯的變化，一下子年輕漂亮很多。因此我常跟學生說，這也是另一種「變臉」呢！

甲狀腺機能亢進激發創作靈感

在奧地利，到處都可以看到畫有莫札特頭像的巧克力，也許有人會誤以爲莫札特是製造巧克力的高手呢！

其實莫札特是音樂神童，於一七五六年出生於薩爾茲堡，父親是音樂家，姊姊也是箇中高手。由於莫札特六歲時就在女王瑪利亞特瑞莎前演奏，得到讚賞，因此一舉成名，隨後又到歐州各地巡迴表演，造成很大的轟動。他甚至可以蒙面演奏。

事實上，莫札特留給後人最好的禮物並非演奏的技巧，而是他無數優美的作品，例如

「歌劇魔笛」、「費加洛的婚禮」，以及無數爲鋼琴、小提琴、豎笛寫的曲子等等。很可惜的是他在受人委託譜寫「安魂曲」時，卻突然病逝，享年只有三十五歲。根據我在參觀莫札特出生地時(見圖)，買的一本說明莫札特一生的小冊子當中，記載他是突然去逝的，死因是神經性的風濕熱，死前還出了一些紅疹子。

風濕熱是一種鏈球菌的細菌感染，造成免疫性反應，而有關節炎、心臟炎、手腳不自主的運動、皮膚出紅疹等。病人可能因爲急性心臟衰竭而死亡。有些人最後出現心臟瓣膜異常，因此血液回流，或出口狹窄，必須換人工瓣膜，或用器械將之打開。至於什麼叫做神經性的風濕熱，正式的醫學書上並沒有這樣的名稱，不知是否指有神經性的症狀，如手腳不自主的運動。

雖然記載的死因是風濕熱，有趣的是有一位日本醫師卻撰文認爲莫札特有甲狀腺機能亢進症，因此可以在很短的時間內，譜寫很多曲子。

甲狀腺機能亢進症是甲狀腺荷爾蒙分泌過量的疾病，這時細胞的新陳代謝速度加快，因此有心悸、手抖、怕熱、體重減輕的症狀。同樣的腦細胞的活動性也是一樣，因此嚴重的會有失眠、焦慮、甚至幾乎要發狂。可是輕微的甲狀腺機能亢進症卻可以讓人思考的速度加快，靈感也比較容易湧現。因此曾有一位中文系的教授就跟我說，當我把他的甲狀腺機能亢進症控制得太正常時，他文章反而寫不出來，反而是有一點亢進時，下筆如行雲流水。

中國的歷史上記載，曹植在七步之內作好「煮豆燃豆萁，豆在釜中泣，本是同根生，相煎何太急」的詩，而莫札特可以在等著爲王公貴族演奏的時候就作好一首曲子。我想靈感和天才也許是最重要的因素，如果有甲狀腺機能亢進症，也只是一種輔助因素吧！

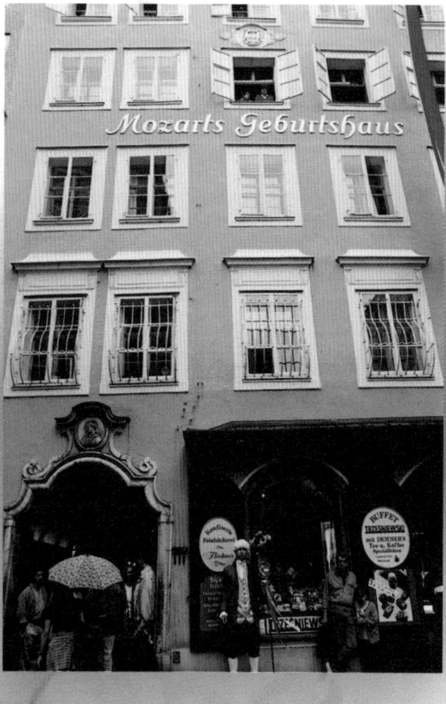

甲狀腺荷爾蒙治療憂鬱症

孟克是北歐挪威出生的表現主義先驅畫家，他有很多世界知名的作品，例如「吶喊」、「思春期」和「病中的孩子」（見圖）。「吶喊」這張圖我過去曾爲文介紹過，而「病中的孩子」此圖，孟克本人也是非常喜歡，他曾一再重複畫相類似的構圖，幾乎每幾年就畫一次。事實上對常常在醫院照顧病患的我們，這是十分熟悉的影像。

畫家用瀟灑的線條和反覆刮刷的手法勾勒出病中的少女，而在一旁陪她的母親看起來也是那樣的無助。母親與少女之間手的接觸，象徵安慰與悲哀、希望與痛苦的接壤點。而最吸引人的地方，大概是那少女蒼白虛弱的神情。這讓我聯想起有一些罹患憂鬱症的病人，沒有什麼鬥志，覺得世界充滿了黑暗，動不動就想自殺。

對於憂鬱症，現今已有很多藥物可以治療，可是有些病人的治療效果並不是很好。有趣的是這些病患在合併使用甲狀腺荷爾蒙，特別是三碘甲狀腺素之後，卻可以得到立竿見影的治療效果。而且通常在抗憂鬱症藥物治療效果不佳的女性病患，比較會發現甲狀腺荷爾蒙不足的情形。這些病人在補充甲狀腺荷爾蒙之後，抗憂鬱症藥物就能發揮治療效果。

甲狀腺荷爾蒙可以使腦細胞的新陳代謝加速，所以在甲狀腺機能亢進的時候，可能會有焦躁不安的情形。但甲狀腺荷爾蒙不足時卻有行動遲緩、沒有鬥志的情況出現。抗憂鬱症的藥物也會干擾抗甲狀腺荷爾蒙在腦細胞的攝取，特別是四碘甲狀腺素。而三碘甲狀腺素本身就是神經傳導的物質。

因此，精神科醫師在治療憂鬱症時，對於反應不佳的病人，可能要考慮檢查甲狀腺功能。如果治療效果不佳或有甲狀腺功能方面的缺陷，則要合併使用甲狀腺素治療，但三碘甲狀腺素比四碘甲狀腺素有較好的療效。很遺憾的是由於甲狀腺荷爾蒙太便宜，而三碘甲狀腺素用量太少，所以利潤太低，藥廠不願意再進口三碘甲狀腺素到台灣，因此不容易取得。這樣會防礙了病人的治療，誠屬一大憾事。

壓力誘發甲狀腺機能亢進症

一般人對抽象畫常常表示不知如何欣賞，但是許多畫家卻認爲只有脫離自然形體的臨摹，讓線條和顏色隨心所欲，自由揮灑，畫家和欣賞者才都能得到最大的快樂。康丁斯基（一八六六～一九四四）的「洪荒」，就是典型的一個例子。

洪荒是宇宙自然之間產生的災難，「好像幾個世界撞擊在一起，發出雷鳴般的聲響。而這幾個世界在相互爭輝的同時，也必定會創造出另一個世界來」畫家用漩渦式的筆法，黑色的筆觸，在米黃的底色上面，創造新的視覺世界。

最近股票點數上上下下，就如同洪荒一樣，上至達官貴族，下至升斗小民，都承受了不少的壓力。有錢的人可以手中有股票，心中無股價，丟著不去管它，可是菜籃族可就慘了。我就預測，甲狀腺機能亢進症的朋友又要紛紛回籠了。

事實上，甲狀腺機能亢進症的患者常常是在遭受重大的精神壓力，例如應付考試、失戀，或是車禍以後出現症狀，或是舊病復發。在歷史上，一九五八年就有文獻報告指出納粹集中營的甲狀腺機能亢進症的發生率較高。

至於爲何壓力會誘發甲狀腺機能亢進症呢？研究顯示壓力會讓大腦裏面的下視丘分泌腎上皮釋素，刺激腦垂腺分泌腎上皮促素，它再刺激腎上腺皮質分泌皮質類固醇。這種荷爾蒙可以抑制免疫細胞。

當免疫系統受到抑制一段時間，於抑制作用消失後，會產生過度補償的作用(反彈現象)，這時就會誘發自體免疫疾病，自己的免疫細胞對抗自己

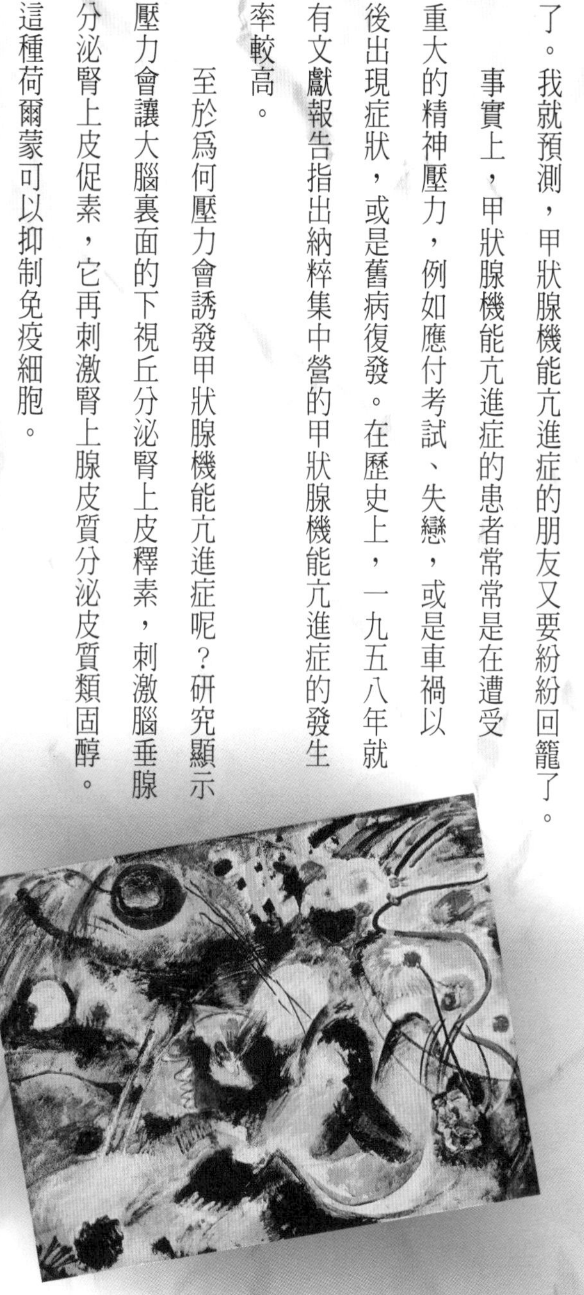

的器官，例如：紅斑性狼瘡、類風濕性關節炎和甲狀腺機能亢進症等。

女人在懷孕的時候也是一樣。免疫系統在懷孕時較會受到壓抑，於產後二至六個月，由於壓抑作用消失，出現反彈，讓許多婦女在這時出現甲狀腺機能亢進症。當然必須先天基因帶有甲狀腺機能亢進症體質的人，才容易發生疾病。

現代人的壓力較大，也許只有清心寡慾，才是避免疾病的良方。

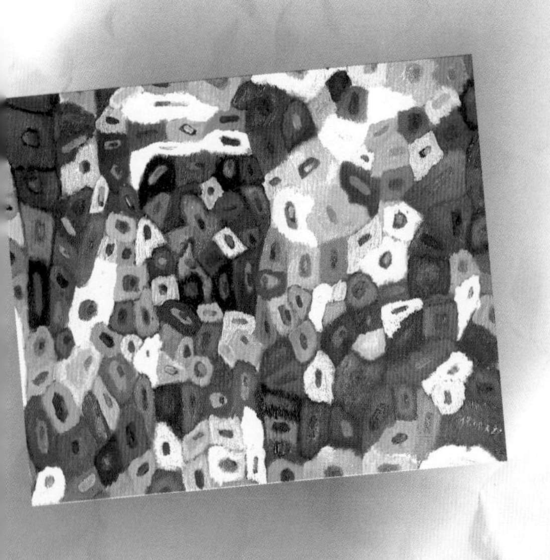

甲狀腺乳突癌通常並不可怕

奮鬥了這麼多年，總算有機會在貸了一大筆錢以後，買了屋邊有小小花園的房子。雖然刻意種的花沒有長出多少花朵，野花倒是長了一大堆。我用抽象的手法，畫了「花園」一圖，象徵花團錦簇，沒想到女兒看了以後跟我說：「爸，這好像口腔粘膜細胞層啊！」不說則已，一說讓我更覺得像我研究的專長——甲狀腺乳突癌的細胞學變化。

每當我用細針爲病人抽頸部甲狀腺結節，做細胞學檢查時，若發現是甲狀腺癌（通常是甲狀腺乳突癌），就會告訴病人要他開刀治療。有些敏感的病人馬上會問我說：「是不是惡性的？」我點頭說是，有的病人馬上掉下眼淚來，甚至暈倒。其實甲狀腺乳突癌通常並不可怕。

最近衛生署公布民國八十四年十大癌症發生率，甲狀腺癌在女性只排名第七位，而在男性，甚至在十名之外。此外，因甲狀腺乳突癌死亡的也不多。主要是因爲這種癌症生長十分緩慢，也不像甲狀腺濾泡癌容易轉移到別處，因此預後不錯。

臨床上，若發現頸部出現沒有明顯疼痛的結節，若摸起來硬而表面不平滑，則比較像是甲狀腺乳突癌。這時可以先做超音波檢查，觀察腫瘤的大小、範圍，有否延伸超過甲狀腺。接下去再用細針抽甲狀腺結節細胞，做成抹片，再置於顯微鏡下觀察。

如果腫瘤只有一公分以內，也沒有超過甲狀腺，只要手術切除病變側的甲狀腺葉，即使在手術後沒有進一步做什麼處理，其實也沒什麼關係。若癌症發現較晚，已超過甲狀腺被膜，侵犯至周圍組織，除了手術時將整個甲狀腺拿掉以外，手術後還得服用放射性碘，來殺掉殘存的癌細胞，以後再補充甲狀腺荷爾蒙，以及每六個月抽血一次，測甲狀腺球蛋白，來追蹤有否復發。

最近這幾年來，政府爲輻射鋼筋屋居民做健康檢查，雖然目前尚無法證明這些輻射量是否會造成甲狀腺癌，但病人因此得以在腫瘤很小，甚至摸都摸不到結節時，就發現甲狀腺癌，而得以開刀根除，可說是不幸中之大幸！

抽煙使甲狀腺眼病變惡化

梵谷的一生充滿了傳奇。他的身世坎坷，沒有什麼收入，純粹靠他弟弟的接濟過活，自然也沒有什麼錢可以聘請漂亮的女人當模特兒。因此在人像畫方面，除了描繪周遭的人們以外，就是畫自己了。

一八八八年十二月，梵谷在與一同居住的畫家高更相處的情況日益緊張後，有一天，他拿著刮鬍刀跟蹤高更。高更發現情況不對，住進旅館。梵谷則匆匆的回家。返家後，他將自己的耳朵割下，送給當地的妓女。一八八九年一月，他畫下這幅自畫像，耳朵仍因傷口未癒，繫著綳帶，口中則叼著他喜愛的煙斗。一八九〇年七月二十七日，他因覺得人生無望，用槍射向自己的心臟下方。臨終前，他想抽煙，人家把煙斗拿給他抽。去逝後，在他的房間找到一封沒有寫完的信：「我以生命為賭注來畫畫，為了它，我可說是喪失了正常的理智。……」

雖然抽煙平靜了梵谷寂寞、孤獨，而又有時瘋狂、炙熱的心靈，但對甲狀腺機能亢進症又出現眼睛症狀的人，這是十分不利的。

最近義大利的內分泌學家發表他們的研究成果。學者追蹤甲狀腺機能亢進症病人，他們的眼病變的治療結果。其中三百位有輕微眼病變，一百五十位有嚴重眼病變。前者接受放射性碘或併用類固醇治療，後者則接受類固醇治療及眼睛的電療。

對於第一組這種眼睛症狀輕微者，在放射性碘治療後，抽煙者的眼疾惡化率為百分之二十三·二，而沒有抽煙者則只有百分之五·九。放射性碘加類固醇治療後，對於眼睛症狀之改善，其有效度在不抽煙者為抽煙者的四倍。

對於第二組這種嚴重眼病變的病人，高劑量類固醇和眼睛的電療，對眼病變的治療效果，在不抽煙者也比抽煙者好。

本研究顯示，抽煙會讓眼病變在放射性碘治療後容易惡化，也降低高劑量類固醇和眼睛電療的治療效果。

研究甲狀腺疾病很有名的美國醫師，英格巴爾，也是很喜歡抽煙的人，煙一根接著一根。雖然他對甲狀腺疾病的研究因此有很多新的點子和貢獻，可是卻在幾年前死於肺癌。

總之，就像「情煙把眼迷」一樣，抽煙可是壞處多多。有甲狀腺機能亢進的病人，最好還是忍著點，把煙戒掉吧！

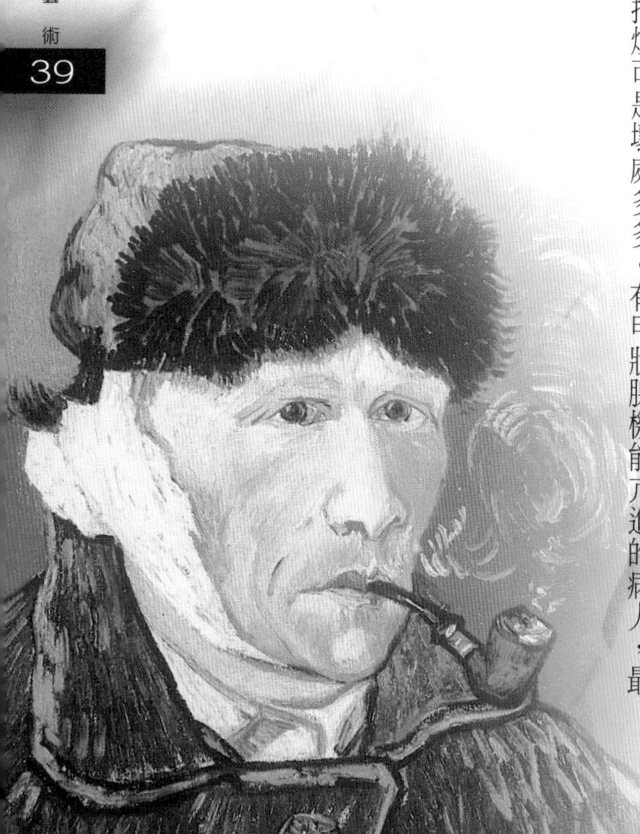

基因篩檢，早期診斷甲狀腺髓質癌

在希臘神話中有這樣的一個故事。阿波羅中了愛神邱比特的金箭後，見到露之神黛芙娜。他深深愛上了這位漂亮的河神之女，可是黛芙娜喜愛獨立，憎惡戀愛以及結婚。而且在希臘神話中，有一種宿命論，那就是被神愛上的少女，一定會接二連三的殺害自己的子女，因此當她快被阿波羅追上時，著急的向父親叫喊說：「快把我的美麗變形吧！」因此她立刻變成了月桂樹。痛苦的阿波羅說：「美麗的黛芙娜，妳永遠是屬於我的。凡是以後我掌管的詩歌比賽優勝者，我都要爲他們戴上用妳的葉子編織成的花冠。」這也是桂冠詩人的由來。

義大利雕刻家洛倫佐·貝尼尼就用上述的故事，雕刻成圖中的作品。我們可以看到在

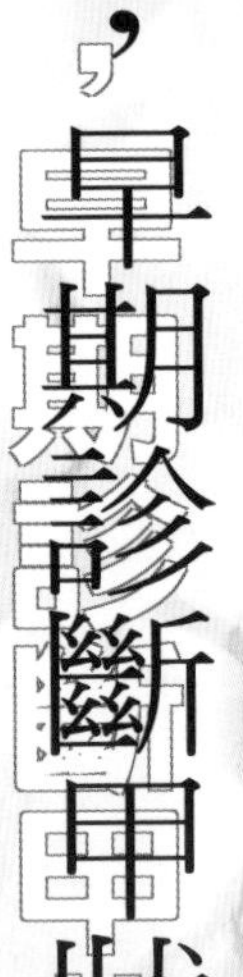

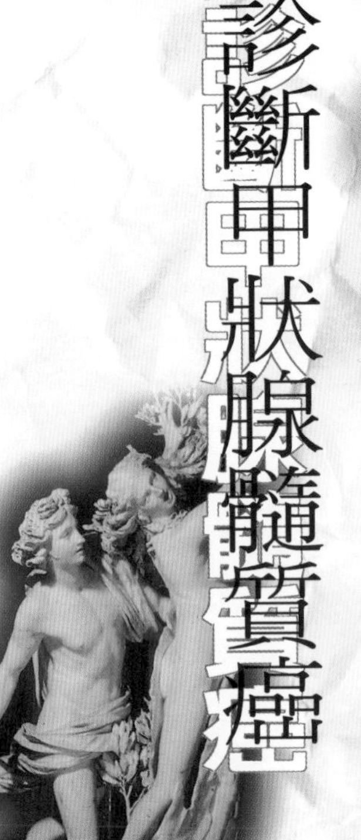

阿波羅追到時，美麗的黛芙娜的頭髮漸漸的變成了樹葉，手臂變成樹枝，雙腳成了樹根。這件表現他倆悲劇愛情動人剎那的作品，富有強烈的戲劇性。

在甲狀腺髓質癌中，部分人也就有這樣的宿命。那就是他們由於遺傳到父親或母親的ret原致癌基因突變，而且這種基因突變是自體顯性遺傳，因此不管是男性或女性，只要遺傳到這樣的基因，就難逃發生甲狀腺髓質癌的命運。由於目前已經知道可能發生的ret原致癌基因突變點通常在那幾個地方，因此只要篩檢這些地方的基因密碼，就可以瞭解是那一種突變。

對於帶有這些基因突變的人，我們除了手術治療他本人之外，對於她的胎兒，或他們夫婦生下的小孩，可以做羊膜穿刺取樣，或可以抽血，從白血球萃取DNA做基因檢查，觀察是否遺傳到這種突變。若有突變，且是胎兒，可以考慮墮胎。若是要生下來或是已經生下來的小孩，則通常在十歲左右將甲狀腺切除，再終生服用甲狀腺素。

由於科技的進步發達，過去有些甲狀腺髓質癌病人我們以爲他是偶發性的，也就是不會遺傳的，現在經由血液DNA的基因篩檢，而得以早期發現、早期治療，而不會影響生命，也算是不幸中的大幸。

NO.2

黃色牆前的桔梗花　張天鈞　1994　油畫　6F

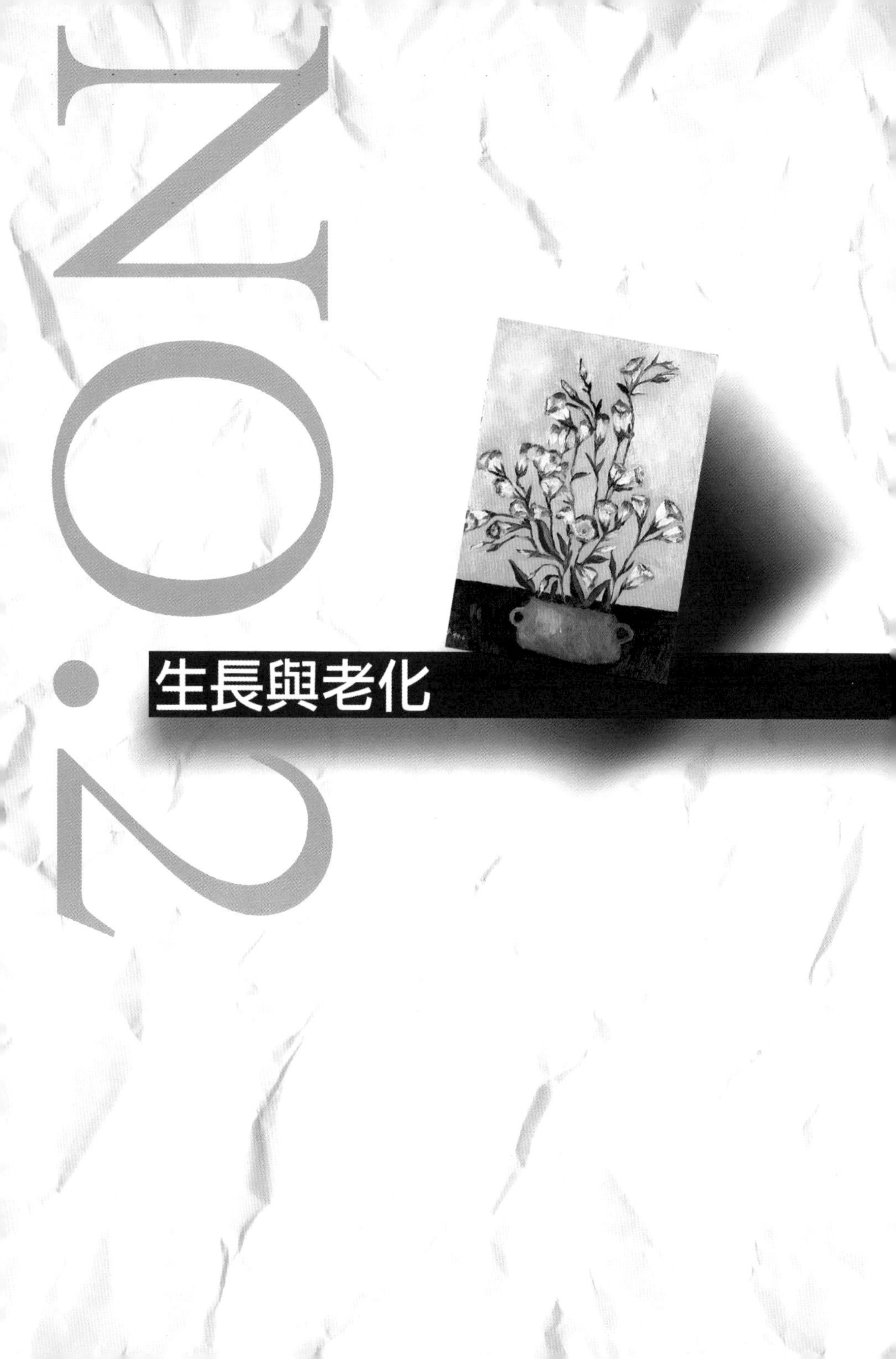
NO.2
生長與老化

大衛與巨人

在義大利翡冷翠古宮前面的統治廣場裡，有一座年輕人的雕像，全身充滿力量，聚精會神的注視著左前方。右腿直立，彷彿支撐著身體休息。右手臂上的血管清晰可見，左手則握著投石器，嘴和前額表現出堅定的信念。這就世界有名的米開蘭基羅的大衛雕像。其原作存於翡冷翠的學院美術館。而大衛，也就是聖經記載殺死巨人歌利亞的英雄。

根據聖經舊約撒母耳紀上篇第十七章的記載，非利士人和以色列人兩軍交戰。非利士人派出巨人歌利亞，要單挑以色列人，若任何一方得勝，則對方要成爲奴隸。由於歌利亞身高十尺，因此以色列人很害怕。

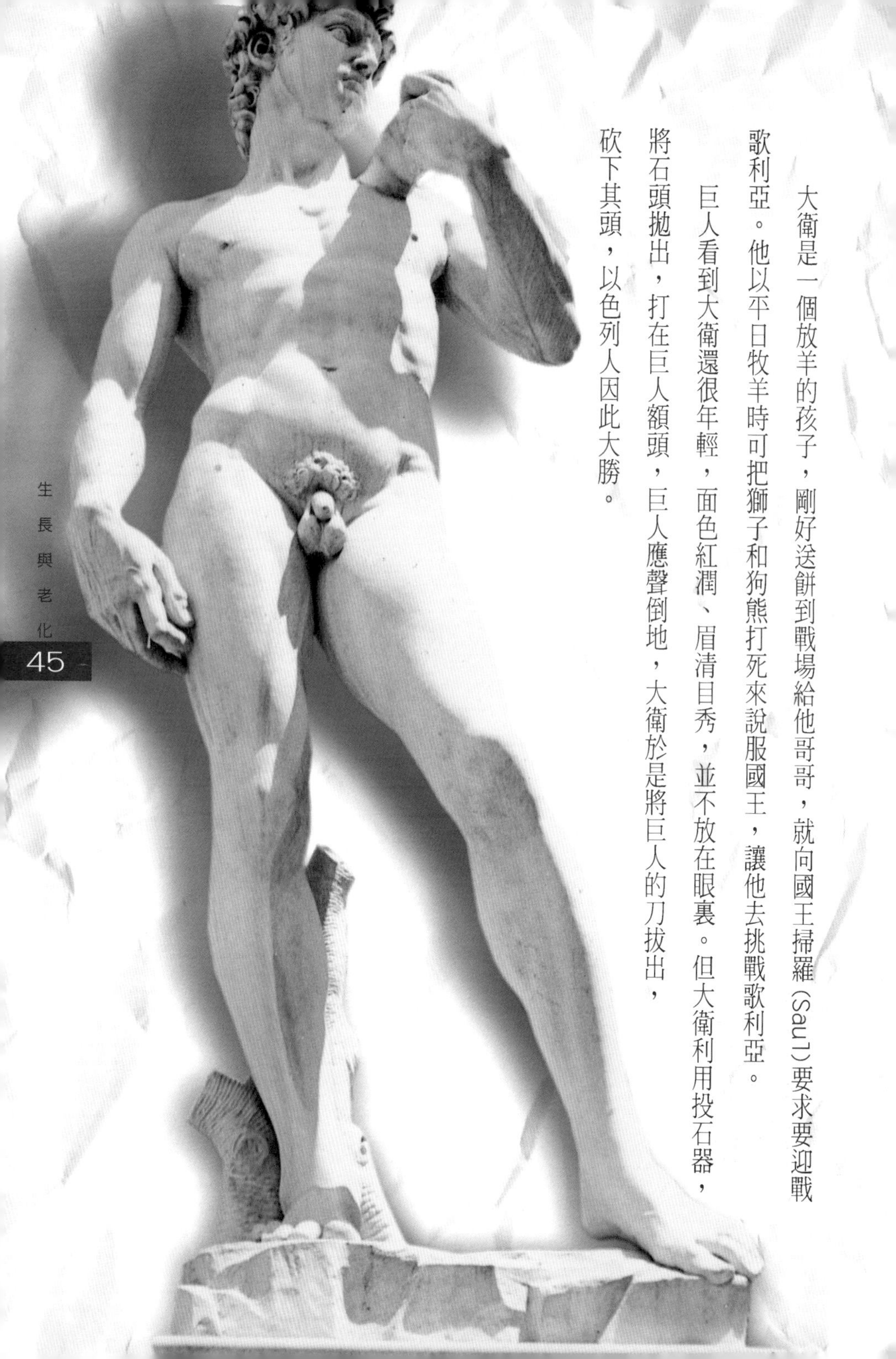

大衛是一個放羊的孩子，剛好送餅到戰場給他哥哥，就向國王掃羅（Saul）要求要迎戰歌利亞。他以平日牧羊時可把獅子和狗熊打死來說服國王，讓他去挑戰歌利亞。

巨人看到大衛還很年輕，面色紅潤、眉清目秀，並不放在眼裏。但大衛利用投石器，將石頭拋出，打在巨人額頭，巨人應聲倒地，大衛於是將巨人的刀拔出，砍下其頭，以色列人因此大勝。

大衛爲何如此輕易的贏得勝利呢？根據醫學的推斷，歌利亞因爲自小腦垂腺長瘤，可以分泌生長素，使身體不斷的長高，因此成爲巨人。可是腦垂腺位於視神經交叉的下方，腫大的腦垂腺瘤會壓迫視神經，造成兩邊外側，特別是上方的視野缺陷，因此大衛投來的外角好球，歌利亞看不清楚，等到看到，已閃避不及，因而戰敗。台中金氏世界紀錄博物館邀請來的世界最高的女人也是因爲腦垂腺有製造生長素的腺瘤所造成的。

不過若在大人才出現腫瘤，這時不會再長高，只會使身體器官變大，手腳變粗，叫肢端肥大症。

事實上，有腦垂腺生長素瘤是很不幸的，常常發現得較遲，因此手術切除腫瘤後，仍需長期服藥。因此我爲病人成立了「大肢俱樂部」，讓病人互相扶持，可以更有信心來對抗這個疾病。

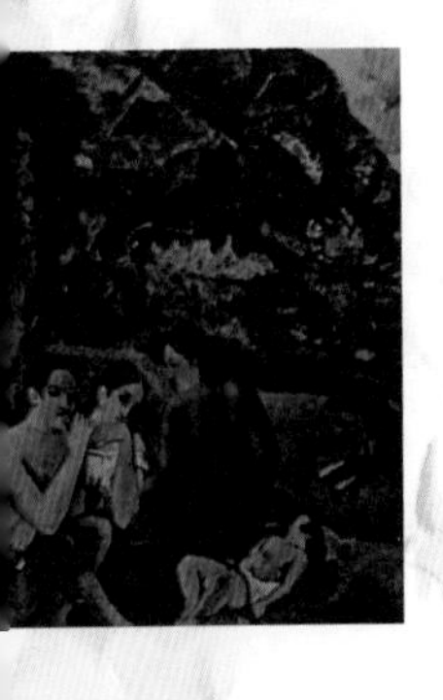

老化與荷爾蒙

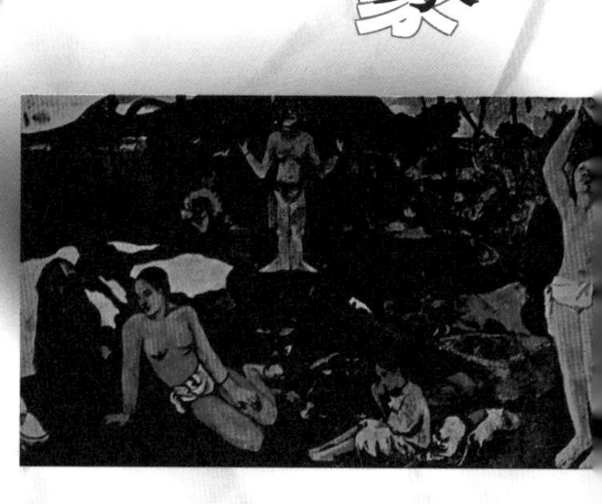

西元一八九七年，法國畫家高更，因爲經濟陷入困境，病魔纏身，心愛的女兒及好友梵谷相繼過世，因此使他萌生厭世的念頭，決定以自殺來結束一切。但在臨死之前，他決心要畫一幅畫，將藝術和人生觀做一個總結。

他向雜貨店老闆要來許多麻布袋，將它張開，繃到一百三十九公分高、三百七十五公分寬的木框，然後憑心中的想像，花了大約一個月的時間，畫出「我們由何而來？我們是誰？我們往何處去？」的一幅巨畫。

高更對自己的作品，有如下的描述：「在畫中右下方是沉睡的嬰兒，旁邊坐著三個女人及穿著紫紅色長袍的兩人，正談論著她們的人生觀。不依遠近手法，故意誇大而坐著舉起手臂的人，驚訝地回頭看著為自己命運在嘆息的這兩人。中央的人物正在摘果。一孩童邊有兩隻貓和黑色的山羊。一座偶像祂神祕而帶著韻律地舉起雙手，指著海岸。另一半坐臥的人物好像在傾聽這偶像的說教。最後就是抓著蜥蜴的奇異白鳥，象徵著人類語言的虛無。……」

其實不管是高更，或是畫中的人物，或是您我，一生當中都免不了經歷生老病死，悲歡離合，和喜怒哀樂。從醫學的觀點而言，目前的科學研究雖然尚無法解開老化之謎，但對年老時荷爾蒙的變化及其對人類的影響，卻已瞭解不少。這其中，停經後婦女女性荷爾蒙的欠缺，及補充後對更年期失眠、潮紅、焦躁不安的改善，預防骨質疏鬆，和減少心臟血管疾病的發生，都已確知。至於男性荷爾蒙和生長素在某些人雖有減少，但是否一定要補充，則尚有爭議。至於相當熱門的胎盤素，雖然其中富含荷爾蒙和生長因子，但因成份和劑量並不確定，是否值得使用，有待斟酌。

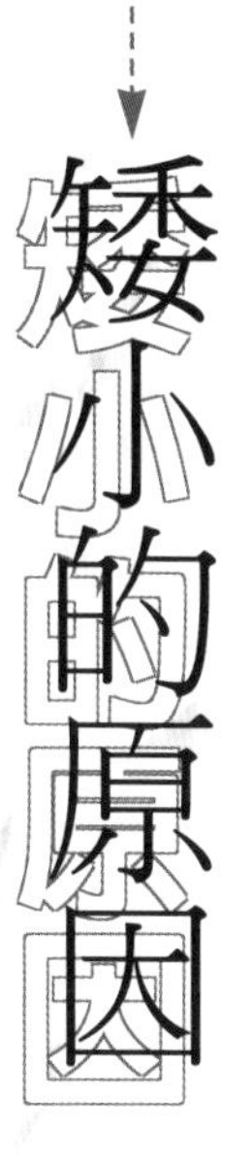

矮小的原因

在西班牙馬德里的普拉多美術館有一張名畫，是除了戈耶畫的「裸體的瑪哈」外，當地導遊一定會特別提出來加以說明的，那就是十七世紀西班牙畫派巨匠，維拉士蓋茲畫的「宮廷侍女」，或叫做「菲立浦四世家族」。

在這張圖正中間的是馬嘉麗特公主，左邊拿著畫筆的是維拉士蓋茲的自畫像，他正在畫菲立浦四世和奧地利的瑪麗安娜，他們在圖中的影像剛好出現在公主後面的鏡子裏。這一張畫被認爲是世界藝術品中最偉大的作品之一。其中的一個理由就是空間處理的巧妙，讓觀賞者能感覺出其畫室的前後感。後來畢卡索還利用這張作品將它變形，畫出有自己風格的圖畫，在西班牙巴塞隆納的畢卡索美術館內，我就看到這樣的作品。

在這張圖中特別引起我注意的是站在狗正後方的矮人。由於其臉型與大人無異，但手腳較短，顯然這是一位軟骨發生不全症的病人。這種人四肢短小，但軀幹正常，頭大、塌鼻、脊柱前凸。此種疾病是以自體顯性方式遺傳，也就是說，父或母只要有這個基因，小孩就可能有二分之一的機會遺傳到。在北京郊外往明陵的路上就有叫做小人國的餐廳，專門請這樣的人做服務員，在馬戲班我們也常常看到這樣的人。

軟骨發生不全症造成的矮小與缺乏生長素造成的矮小最大的不同點是，後者的比例正常，如果病人爲二十歲，可能看起來會誤以爲是十多歲的小孩。至於甲狀腺機能低下造成的呆小症，則另有其特徵，即鼻樑塌陷、智力差、皮膚乾粗等。

由於醫學的進步，對於生長素不足造成的矮小，現在已有基因工程合成的生長素可以讓小孩長高。至於甲狀腺機能低下造成的呆小症，由於現在對新生兒都做篩檢，如果發現甲狀腺機能不足，馬上就會補充甲狀腺素，因此呆小的問題是不會存在的。不過對於軟骨發生不全症的病人，並沒有藥物可以治療，可能要靠骨科醫師做骨骼延長術來拉長四肢的骨骼才有辦法改善。

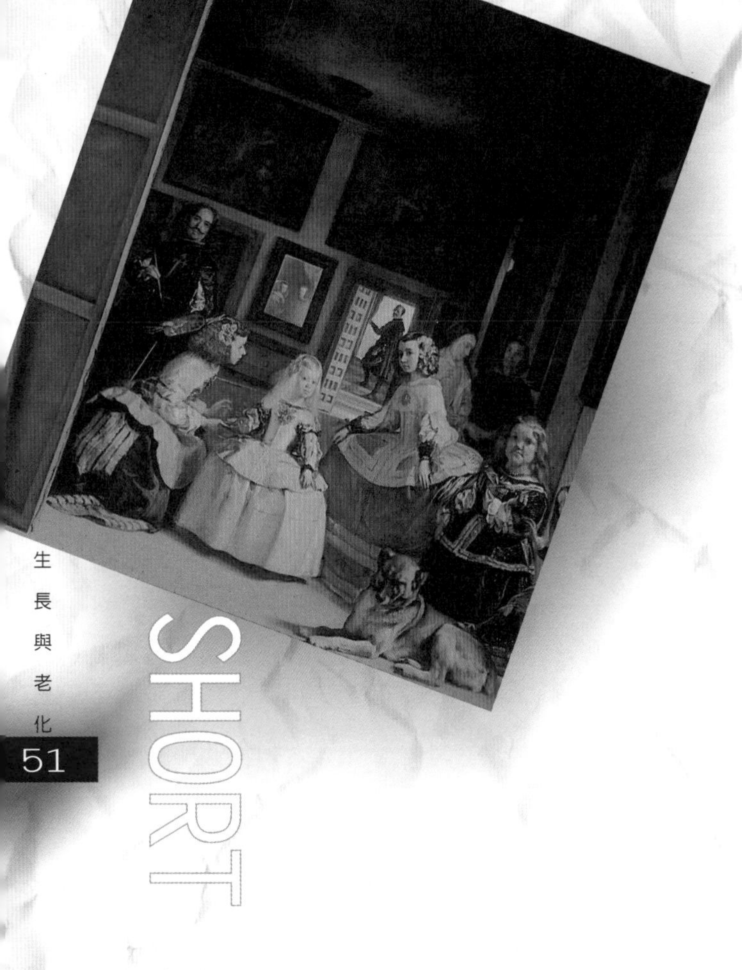

SHORT STATURE

現在的小孩為何常常比父母高？

法國人盧梭生於一八四四年，是一位世界有名的素人畫家，他在五十三歲那年畫了「睡眠中的吉普賽女郎」這幅圖。由於生活潦倒無助，他想將此圖賣給故鄉拉瓦爾市的市長。他在給市長的信中提到：「這幅作品寬二百公分，高一百二十九點五公分，畫中表現的是一位流浪的黑人女子——曼陀鈴演奏師，因為疲倦而睡著了。她身旁放著水壺，有一隻獅子偶然經過，聞聞她的氣味但卻沒有要吃掉她。明亮的月光照著，顯得非常詩意。敝人想以二千到一千八百法郎左右的價錢割愛，如果這幅畫能作為拉瓦爾市所出生的人的一種回憶，我就心滿意足

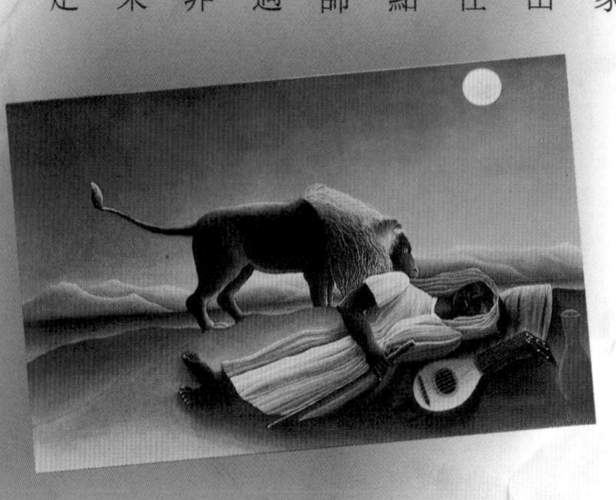

了。」可惜市長並沒有接受他的作品。這幅畫到了一九二〇年又被發現，畢卡索推薦美國的收藏家買下它，再幾經轉手，現已成為美國紐約現代藝術博物館最有名的收藏之一。我想法國拉瓦爾市的市民一定會為當時市長的決定而遺憾。

大家一定覺得奇怪，為什麼現在的小孩大多比父母還高，其實身高與生長素有密切的關係，而生長素的分泌在睡眠時、吃富含蛋白質的食物、以及運動時特別多，若吃甜食，糖分會抑制生長素的分泌。以前的人經濟狀況較差，糖類的攝取較多，蛋白質的攝取量較少，自然會影響身高。現在的小朋友由於父母疼愛有加，不愁吃穿，蛋白質的攝取自然豐富，也就可以長得比較高。

許多父母親常常會帶他的小孩來問我，他們的小孩看起來比同學矮，如何讓他的小孩長高？這時我們會先看看有否甲狀腺功能過低，如果正常，進一步會作生長素刺激試驗，如果在注射胰島素使血糖降低或運動以後，血中生長素濃度的增加不明顯，表示生長素的分泌有問題，則可考慮注射生長素。如果生長素分泌正常，則應鼓勵小孩有充足的睡眠、多多運動、多吃肉、少吃甜食，自然比較會長高。古人有言：「喔喔睏，一眠大一吋」，是蠻貼切的觀察哩！

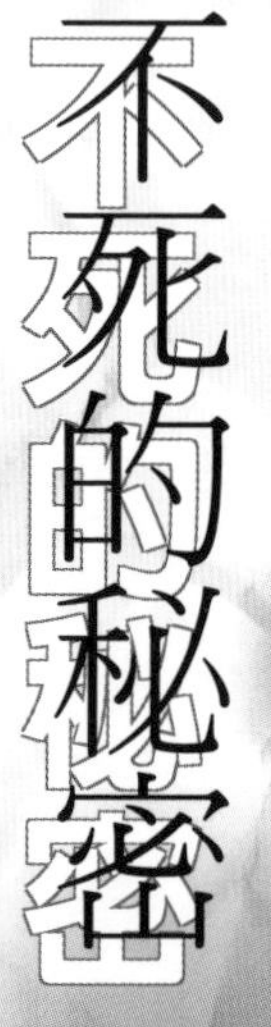

不死的秘密

達利生於一九〇四年，是西班牙人。他曾被稱做「國際畫壇怪傑」。喜歡用細膩的手法，描寫像似夢中的景物，雖然充滿了空間感，但其組合卻是如此奇特。

在他一九三一年作的「記憶之永續」，只有二十四公分高、三十三公分寬，現存放於紐約近代美術館的圖中，柔軟的手錶懸掛在枯樹上，遠處是海和沒有植物的岩石山崖，唯一活著的生物只有左邊指針旁的蒼蠅和錶背上的螞蟻。而中間橫躺的奇怪生物卻是畫家的自畫像，閉著眼睛，似乎睡著了或死了。

或許畫家要表現的是人是必死的生物，隨著時間的逝去，終將死亡和腐朽，而記憶卻是持續的。

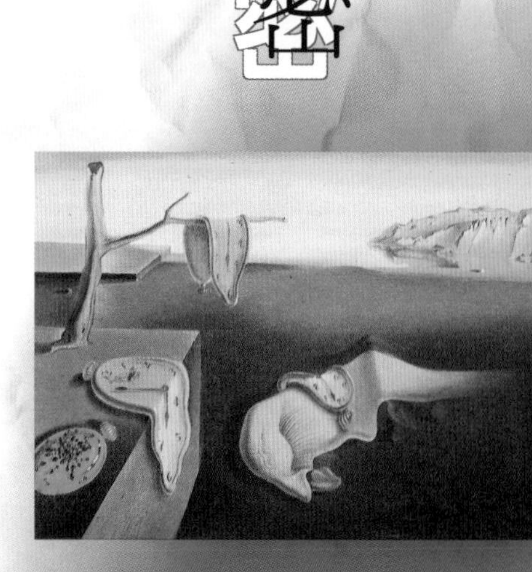

事實上生物細胞的確像達利所要表現的那樣，終將老化而死亡。在實驗室裡，大部分的細胞經過分裂約五十次之後，就會進入休息狀態，或稱老化；如同在身體表面一樣。經過近十年來的研究，科學家發現細胞核內染色體的尾端也許和控制這種過程有關。細胞每一次分裂時，染色體尾端就會喪失一小段。不過有些細胞如果有尾部酵素，就可以在細胞分裂之後，將其失掉的尾端再次修復，而癌細胞就是如此。

最近科學家將製造尾部酵素的基因注入視網膜細胞，包皮的纖維細胞和血管的內皮細胞，這些細胞正常情況下並沒有尾部酵素，但經過實驗室的處理後，細胞分裂就可以持續下去，而且有較長的染色體尾端。

科學家的發現有兩種意義，對於視網膜黃斑退化，這種年紀超過六十五歲以後，失明的主因的疾病，也許可以經由上述的處理，讓其細胞不要老化，因此恢復功能。另一種意義則是爲了對抗癌細胞不斷的分裂，不會老化，可以發明尾部酵素的抑制劑，這樣就可以用來治療癌症。

雖然對不死的秘密好像有很重要的突破，但如果人永遠不會死亡，是否又會成爲另一種社會問題，則有待深思。

治療肢端肥大症有新藥

在《羅丹與卡蜜兒》的電影中，我們看到羅丹用卡蜜兒做模特兒，拿黏土塑出她的頭像，在游動、添加或去除之間，在或按、或捏之間，動人的塑像於焉完成。然後再經過翻模、鑄銅，就成為永垂青史的塑像。

不過近代的雕塑已不再那麼單純，在畢卡索的「她——山羊」這件作品中，山羊的脊背是用棕櫚葉，肋骨用柳條編織的籃子作的，而陶製的水壺則變成乳房。其他部分是用廢棄的金屬構成。然後再用石膏構成頭部，及將身體各部分組合起來。最後再翻鑄成青銅。

畢卡索的寵物很多，包括猴子、貓、狗和最常被用來做雕素題材的羊。

在內分泌醫學上，羊也常被拿來做研究。諾貝爾獎得主吉列明在一九七〇年代初期，想從羊的下視丘分離可以刺激腦垂腺分泌生長素的荷爾蒙，可是卻發現萃取出來的東西不但沒有刺激作用，反而有抑制作用，這種荷爾蒙後來被稱做生長素釋放抑制因子，又名體抑素。

生長素過量時在小孩子和年輕人會造成巨人症，在大人則產生肢端肥大症，通常和腦垂腺有分泌生長素的腫瘤有關。由於發現的時間較晚，手術常常拿不乾淨，因此可能還需要電療，但要等好幾年才會有明顯的作用，所以常需要併用藥物治療。模仿體抑素（十四個胺基酸構成）合成的藥物octreotide（八個胺基酸）是最有效的治療藥物。缺點是必須一天皮下注射三次，不但不方便，注射時也會疼痛。

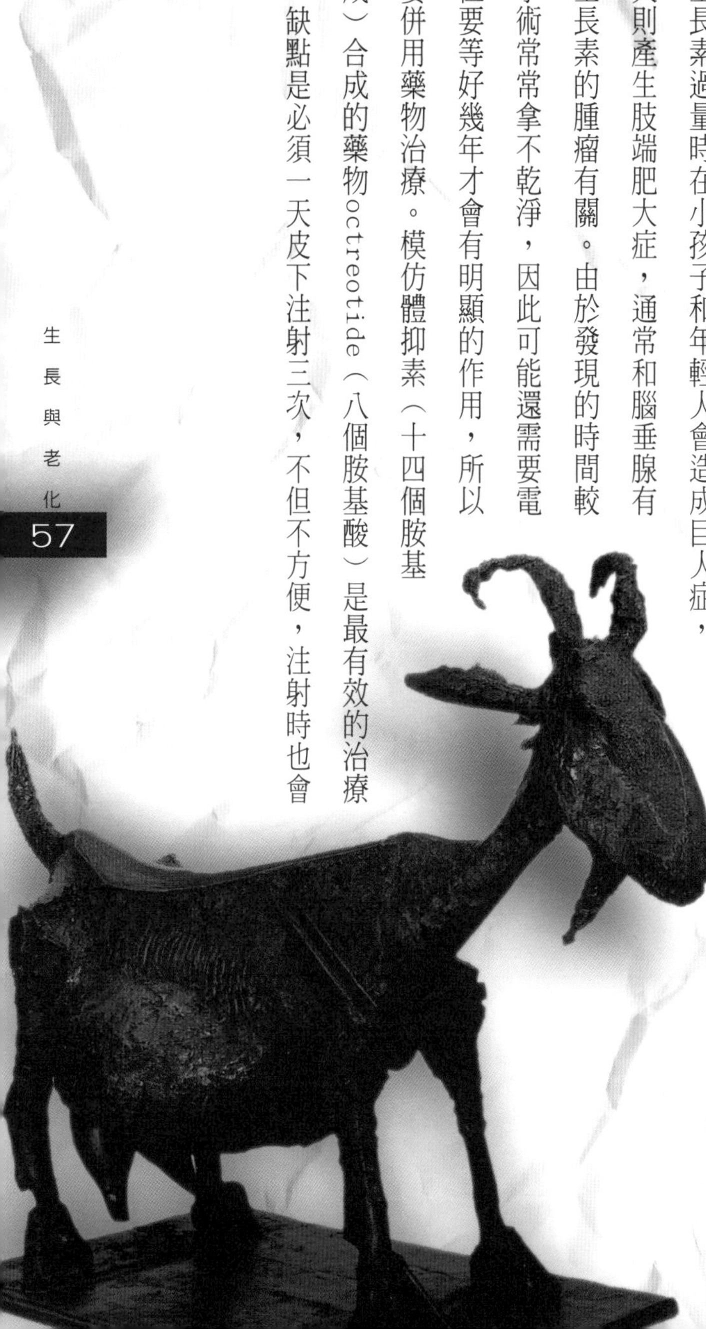

爲了延長藥物作用的時間，別家藥廠將之加以改進，變成可以每兩星期打一次，例如lanreotide，這樣方便不少。而發明octreotide的藥廠也製成一個月打一次的針劑。lanreotide已在台大醫院使用，而長效的octreotide以後也會進口。相信這些藥物的引進，對病人將是很大的福音。

以前病人告訴我說，肢端肥大症俱樂部的部歌是蘭花草，就如「一日看三回，看得花時過」，他們是「一日打三回，打得屁股痛」。現在每兩星期打一次，就如同只要初一、十五拜拜即可。

同樣是羊，藝術家和科學家的看法和用途卻有如此大的不同，您喜歡選擇那一種呢？

生長素可增加肌肉減少脂肪

十七世紀巴洛克藝術的代表畫家盧本斯，也是學者和外交家。他的作品常常以肥胖的女性做爲主題。在這幅畫於一六三八年的油畫「海倫．福曼特包裹著貂皮大衣」的作品中，肥胖而帶有一點擁腫的海倫用貂皮大衣遮掩住身體。她是盧本斯夫人，這時才二十五歲。由於盧本斯作品中的女性人物通常都很肥胖，皮下脂肪甚多，他的夫人是否眞是如此，那就不得而知了。

在一般人的觀念裏，生長素是與生長有關的荷爾蒙，如果長得夠高了，生長素大概就沒有什麼作用，事實上現在的研究知道並不是這麼一回事。

人的脂肪分成兩大類，一是皮下脂肪，一是內臟的脂肪。如果我們給予病人注射男性荷爾蒙（睪固酮），它會讓皮下脂肪減少，肌肉增加，但減少內臟脂肪的作用較少。如果我們給病人注射生長素，則皮下脂肪會減少，內臟的脂肪減少，肌肉則增加。因此注射生長素，可以讓缺乏生長素的病人，體型變得較漂亮。至於女性荷爾蒙（動情素），它則讓病人的皮下脂肪增加，因此停經後的婦女使用以後，皮膚的皺摺減少，比較不會乾癟，也比較有彈性，看起來自然年輕多了。

現在由於可以利用基因工程的方法合成生長素，來源已不成問題，問題在於誰應該使用。當然若先天缺乏生長素導致矮小的人，長大以後應繼續使用。如果有腦垂腺瘤，或腦垂腺瘤接受手術或電療，以致生長素分泌不足，這樣的人也應該治療。至於為何要用生長素治療的理由，主要是因為缺乏生長素時，肌肉會減少，脂肪會增加，體力變差，人也會逐漸退縮，沒有自信、憂鬱，因此這和有些人為了抗老化而使用生長素，是完全不同的。

通常我們給病人注射胰島素，讓血糖降低，來刺激生長素的分泌。如果這時生長素的分泌差，就可以證明的確是生長素不足，也就可以補充。不過目前由於健保局經費有限，對這種病人是不給付生長素的費用的。如果腦垂腺功能不足，只能補充腎上腺皮質素、甲狀腺素，和性荷爾蒙，生長素只用於生長素缺乏造成的矮小。長高到一定程度後，就得停止使用。

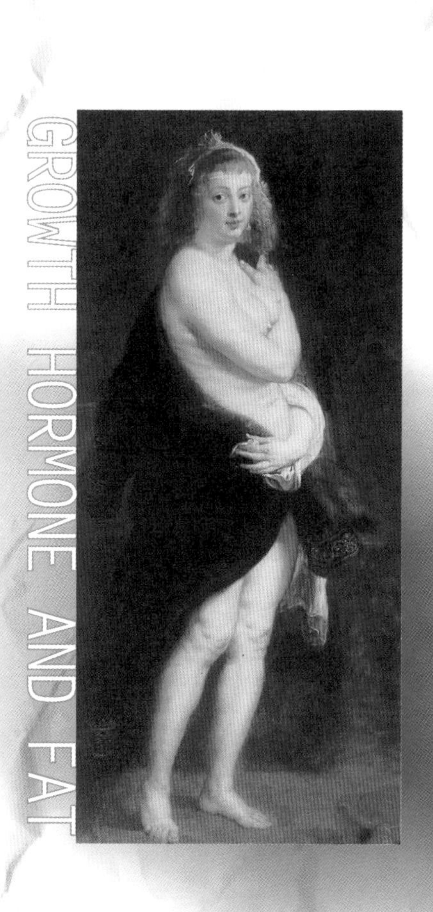

治療骨質疏鬆症的另類選擇

比利時畫家，保羅・德爾沃克（一八九七年生）雖然常被人聯想是超現實主義畫家，但實際上從來不是這個畫派的一員。他在布魯塞爾學完建築後，開始繪畫。最初他用的是印象派的手法，不過在受到義大利畫家吉里軻的影響後，一九三六年起，他的畫風轉變成幻象和夢一般：通常是全裸或半裸的女人，有時被穿著整齊的高貴男人注視著。這些女人在虛構的建築物中安靜和面無表情的移動著。

在這張畫於一九四四年，大約兩公尺長、寬的油畫「睡眠中的維納斯」中，畫家在虛擬的建築物構成的空間中，用月光和或裸體或穿衣的幾個女人，營造了奇異和寧靜的氣氛。而更詭異的，畫家在左前方畫了一位走動中的骷髏，不知隱含何意？也許是青春美麗如維納斯，也終將逝去成枯骨吧！

事實上雖然女人柔情似水，但也是骨骼、肌肉和脂肪等構成的。過了三十歲以後，骨密度逐漸減少，而停經後，骨頭喪失的速度更快。漸漸的出現彎腰、駝背的現象，也容易骨折。

爲了減少停經後骨頭的喪失，除了增加鈣的攝取以外，可以使用女性荷爾蒙「動情素」，來治療。動情素不但可以減少停經後出現的潮紅，還可以減少心臟血管疾病的發生，減緩骨質的流失，此外還可以讓皮下脂肪較多，皮膚比較不會出現皺摺，也比較有彈性，自然年輕漂亮多了。

問題是有些人因爲某些緣故，不適合使用女性荷爾蒙，例如曾經罹患子宮內膜癌、乳

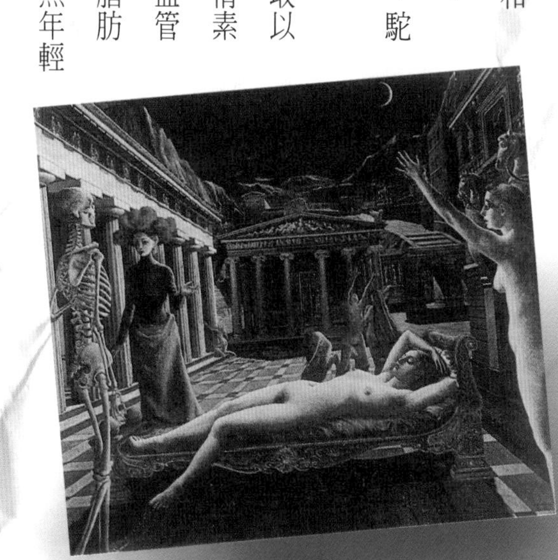

癌等，或是有血栓靜脈炎，或是使用女性荷爾蒙會出現噁心、過敏，這時爲了治療骨質疏鬆症，就得採用別的方法。至於男性的骨質疏鬆症，更不會使用女性荷爾蒙來治療。

現在已經有另一類的藥物，叫做bisphosphonates，可以替代來治療。最初由於這種藥物可以和碳酸鈣結合，使之不易沉澱，因此用來做塗料，防止腐蝕和剝落，後來則加在牙膏內，用來預防牙結石。當血中鈣太高造成昏迷時，也可以注射這種藥物來抑制血鈣，讓病人意識恢復。現在更有口服藥物的發明，例如在台灣可以使用的alendronate，更可以造福大眾。不過在服藥時要飲用充足的水分，且不要躺著，才不會傷害食道。

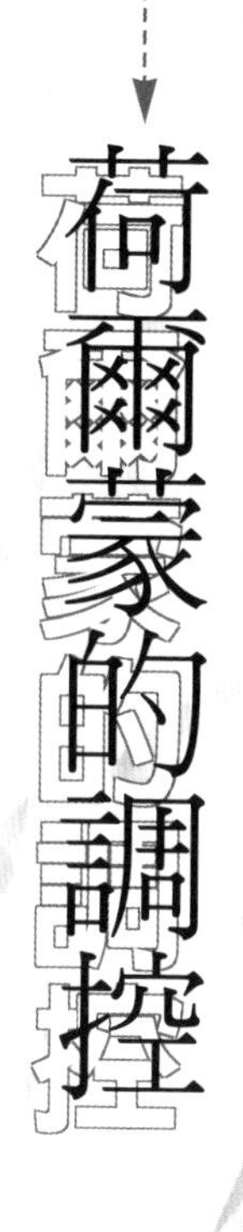

民國八十四年的某個夜晚，站在林森北路底的住家陽台看向松山機場，遠處的高樓林立，燈光將房屋鉤勒出美麗的邊線，而深藍色的夜空出現不少星星，弦月在半空中斜斜的掛著。我突然出現一個靈感，畫出「星空下的善良與邪惡」一圖。

我用白色的波斯貓代表善良，黑色的貓代表邪惡。波斯貓看起來似乎有點乖乖傻傻的，而黑色的瘦貓則是西班牙旅遊時路邊照回來的，可能是餓壞了，對人有點敵意的感覺。

在人類社會，有好人也有有壞人，但並不是絕對的，有時可能面善心惡，而壞人也可能有改邪歸正的一天。

在荷爾蒙的世界裏，也有兩種情形，一是刺激的荷爾蒙，一是抑制的荷爾蒙。例如：腦垂腺生長素的分泌受到腦垂腺上面，下視丘分泌的生長素釋素的刺激，但也受到下視丘分泌的生長素釋放抑制素（簡稱體抑素）的抑制。

在生長素分泌過量時，會讓小孩長得很高，出現巨人症。若在大人時才出現腫瘤，過量分泌的生長素會導致肢端肥大症。這時除了臉部、手腳變形外，也容易有糖尿病、高血壓和關節炎。

生長素分泌不足造成矮小時，我們使用的治療方式是補充基因工程合成的生長素，而不是注射生長素釋素。但生長素分泌過量時，除了手術將腦垂腺腫瘤去除，和必要時於術後電療以外，會使用體抑素來抑制生長素的分泌。

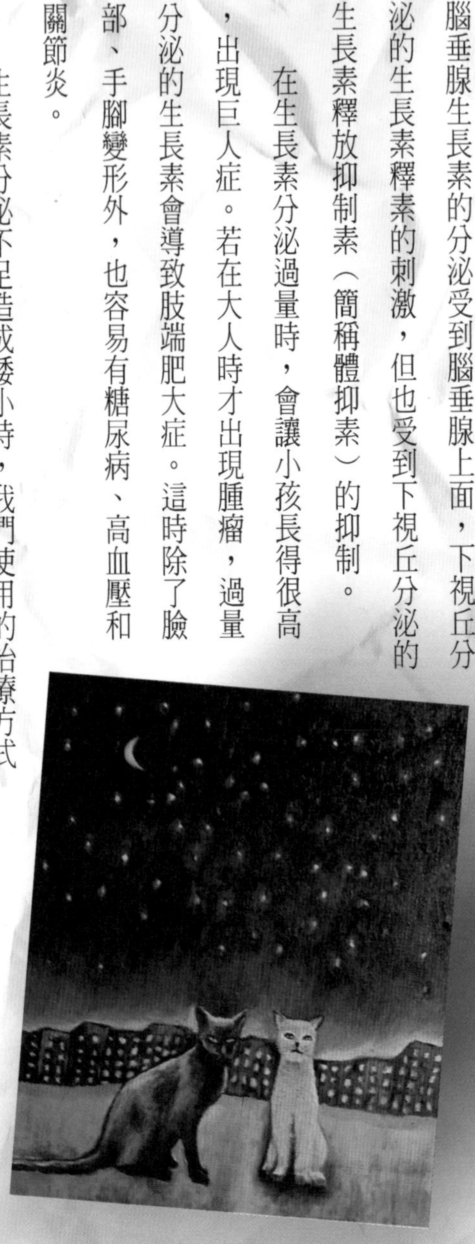

由於體抑素的半衰期只有三分鐘，而且只能注射，口服是無效的。若要維持治療效果，必須用幫浦連續皮下注射，很不方便。過去科學家研究出體抑素的作用類似物，半衰期可以延長到九十分鐘，這樣每天注射三次，就可以達到治療效果。雖然如此，科學家仍不滿足。

現在他們將藥品包裝在顯微鏡下才可以看到的小球內，可以讓藥品慢慢的從小球釋放出來，作用可以延長到二星期，有的甚至延長到一個月才需注射一次。對病人而言，是十分方便的。只可惜這些藥，目前價格都十分昂貴，想必會令我們的健保局十分頭痛才對吧！

NO.3

風中的回憶　　洪美瑱　1995　青銅　21×13×37公分

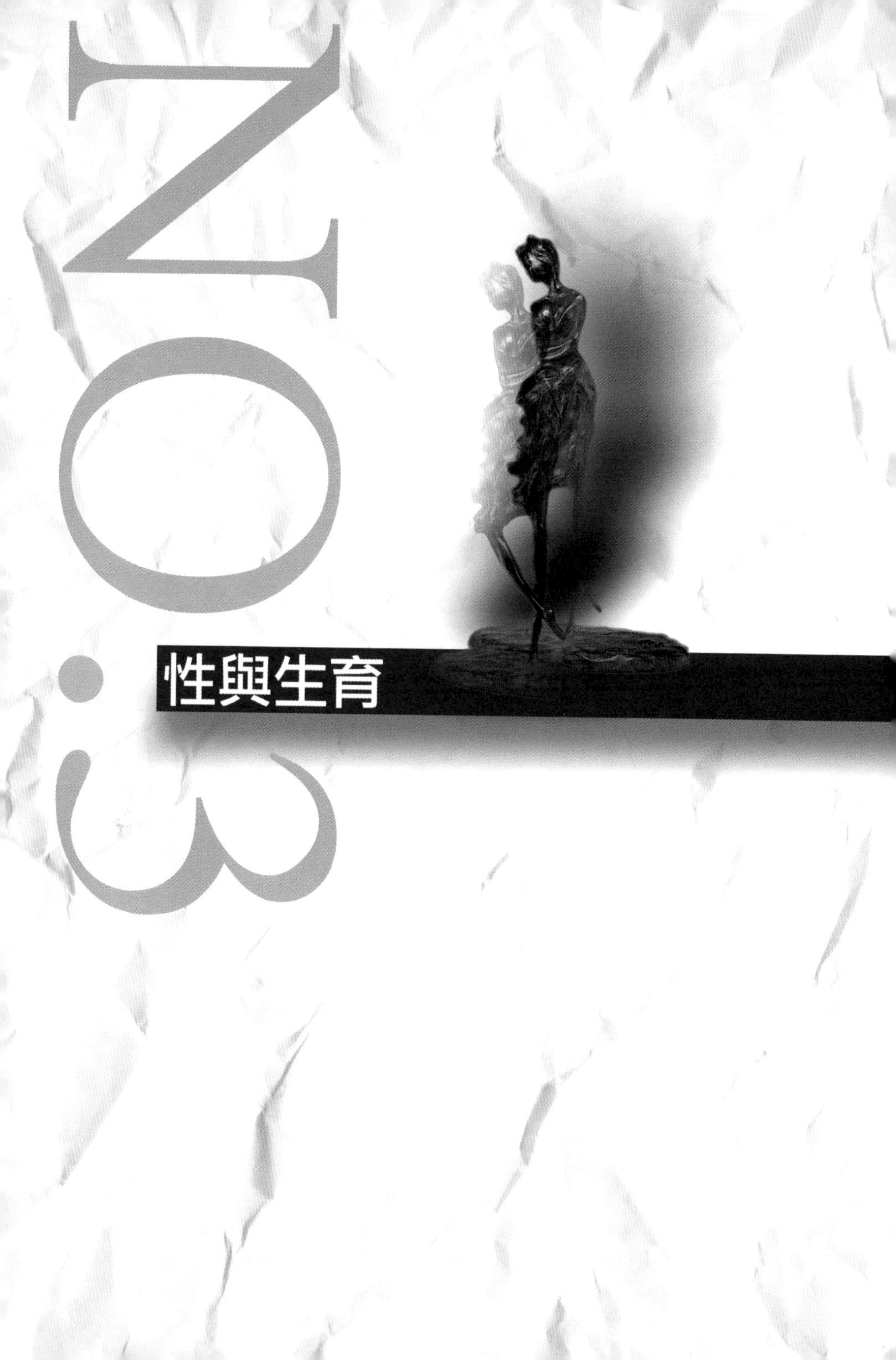

NO.3 性與生育

生育與性愛女神

在現代社會的審美觀點裏，豐滿的乳房常是被羨慕的對象，因此它也成爲重要的三圍之一。事實上在古早時代，乳房是有它重要的功能的，因爲它是哺育後代的重要器官。

乳房除了有豐富的脂肪組織外，它有泌乳小管由乳頭通到十五至二十個乳腺葉，這些乳腺葉是由小泡所構成，可以分泌乳汁。至於這些組織發育的正常與否，與荷爾蒙有密切的關係。乳管的發育主要靠女性荷爾蒙之一的動情素，乳泡的發育靠另一種女性荷爾蒙黃體素。因此若要使男人的乳房變大，例如：人妖，只要使用女性荷爾蒙，加上對抗男性荷爾蒙的藥物，即可達到效果。

不過乳房除了美觀外，最重要的功能是哺乳。動情素和黃體素只能使乳房變大，要分泌乳汁，還得靠泌乳素的作用。在懷孕時，除了女性荷爾蒙明顯上升外，泌乳素也會愈來愈多，來刺激乳腺的生長。等到產後，就可以有足夠的乳汁，讓新生兒吸吮。而吸吮的動作，更可以刺激泌乳素的分泌。

民國七十四年我和家人到義大利玩，在羅馬近郊東方的狄佛里有一個「德斯特」別墅。這座別墅又稱千泉宮，因爲庭園內有很多噴泉，其水源來自附近的河流。其中一座噴泉給我的印象最爲深刻。那是一座女王石雕，頭戴皇冠，胸部則有很多乳房，泉水從眾多的乳頭不斷的噴出來。事實上，腓尼基人的生育和性愛女神——阿斯塔蒂，就有很多乳房。不知道雕刻設計這座噴泉雕塑神像的藝術家，其靈感是否來自於此？

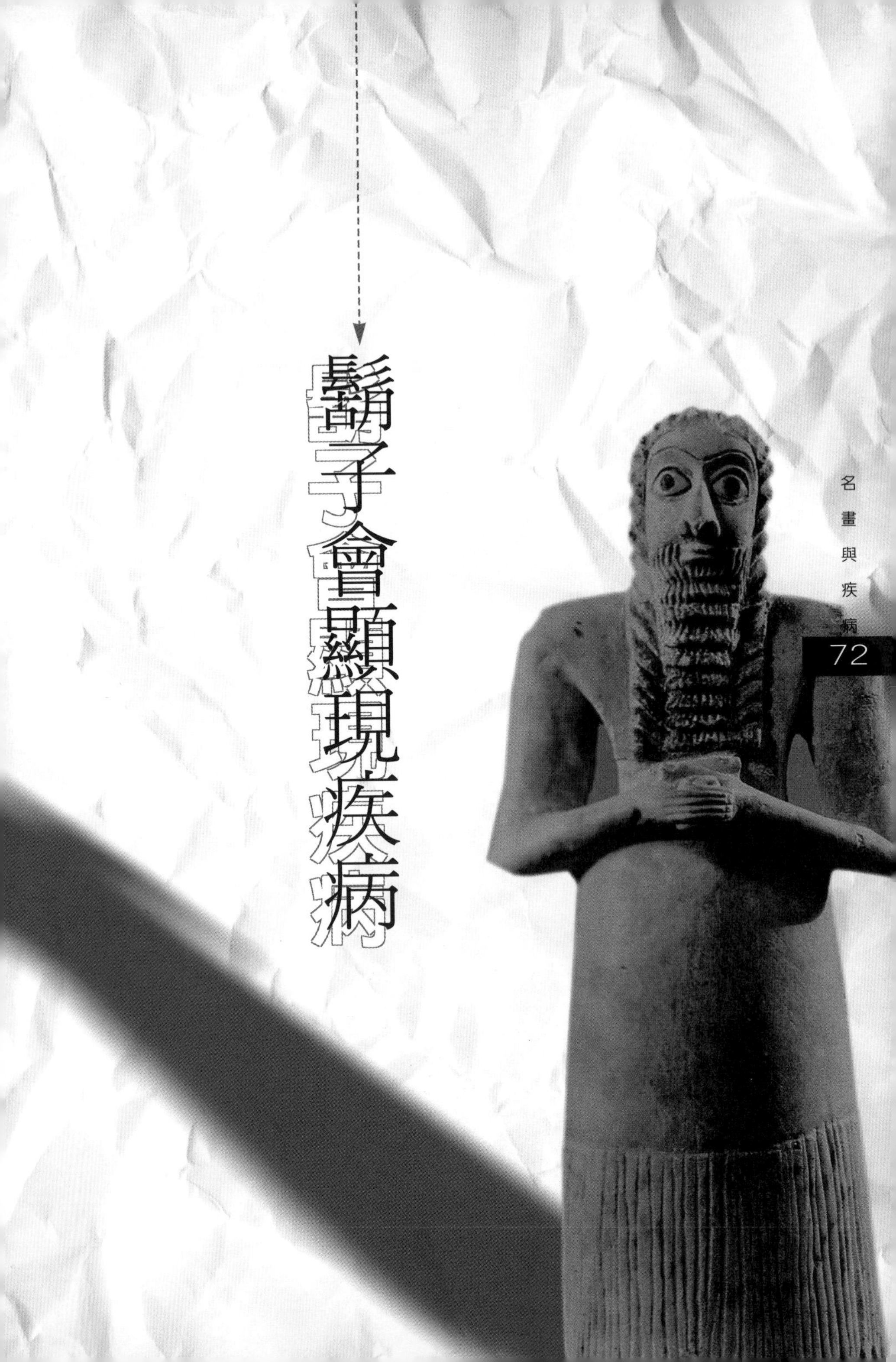

鬍子會顯現疾病

記得民國七十三年我去阿拉伯的時候，一到那裡就有人告訴我說：「男人不留鬍子會被當成同性戀。」因此我就開始留起鬍子來，可是卻發現嘴唇上方越來越癢，又覺得有點髒，於是就把它刮掉了。

已故國畫大師張大千的長鬍子是很有名的。聽說過這樣一個笑話，有人問張大千說：「您睡覺的時候鬍子是放在棉被外面還是裡面呢？」，害他老人家一個晚上都睡不著覺，不知道鬍子應該放在那裡才好。

在動物界除了女人比男人美麗之外，雄性動物通常是比雌性動物好看的，其中一個理由是雄性動物的外觀比雌性動物變化來得多，例如：雄獅的頭上長滿了毛茸茸的東西，就像鬍子一樣，母獅的頭相形之下就簡單多了。

圖中雕像「站立的男性」是西元前二七五〇到二六〇〇年間，中東幼發拉底河口閃族人廟中的神像，現存放在紐約大都會博物館。他的面部有著一個三角形的大鼻子。突起的眼睛是用貝殼鑲在瀝青中做成的，有一個瞳孔還保存得很好，是由黑色的石灰石切刻而成。藝術家用黑色的瀝青將長髮與鬍鬚上色，讓人回想起閃族人常稱自己爲「黑頭族」。

其實男生長鬍鬚和男性荷爾蒙有很密切的關係，女人雖然嘴唇上方偶爾可見細細的汗毛，但通常不會很多。如果女人眞的長出鬍鬚，這時我們就要想到是否服了含有男性荷爾蒙的藥物，或者腎上腺長瘤，特別是癌症，或者腎上腺的酵素有缺陷，以致形成過多的男性荷爾蒙。

至於男孩，也有很早便長鬍鬚的，這在過去一部分是因爲父母親覺得自己的小孩子食慾不好長得比較瘦弱，就買了一些人家推薦的藥品給他吃，其實這裏面就含有男性荷爾蒙的成分。不過有的男孩子，在小小年紀就長出鬍子而且陰莖發育明顯，卻沒有服用什麼藥物，這和先天腎上腺缺乏一種酵素，以致男性荷爾蒙形成過量有關。

不過如果大男人漸漸不用刮鬍鬚了，而且腋毛和陰毛也變少，這時便要注意是否腦垂腺長瘤，以致男性荷爾蒙不足。

小時候吃一種涼涼的仁丹，上面有一個長八字鬍的人的商標，當時不曉得鬍子與荷爾有這麼好玩的關係存在，學醫之後，才知道其中隱藏了許多疾病的徵兆。

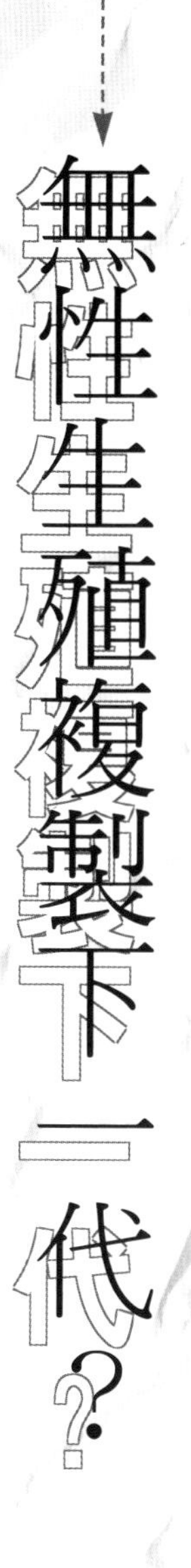

前些日子報紙刊載英國將一隻母羊的細胞利用無性生殖的方法，複製出一隻小羊，因此有人擔心未來可能可以複製好幾個希特勒或愛因斯坦，這世界將會變得很可怕，所以美國總統柯林頓下令禁止以無性生殖的方法複製人類。其實一個男人愛上一個女人，然後生下小孩，這是多麼詩情畫意的一件事。可能正因爲如此，金恩·杜布菲才會畫「生產」這樣的一張圖。

杜布菲於一九〇一年出生於法國，原本從事酒的事業，於一九四二年才專心畫圖，常常描寫日常生活所見，而且深深受到兒童畫的影響。在這張油畫作品中，杜布菲畫了一對夫妻站在他們的女兒旁邊看她生出一個小男孩。他的作品雖然是油畫，用的手法卻有一點像木刻，而且人物的構圖與筆法，和小孩子的是很相近的。

現代的社會，有很多夫婦是不孕的，過去比較傳統的做法是找出不孕的原因，例如：病人是否有泌乳素瘤或是甲狀腺功能亢進等，以致不會排卵；或者是先生無法形成足夠的精蟲。

爲了治療不孕，可以治療引起不孕的原因，也可以使用促進排卵的藥物。如果先生無法形成足夠的精蟲，也可以使用捐贈的精液。

由於人工生殖科技的發達，更可以體外受精，在體外發育爲早期胚胎，再植回母體的子宮腔內。不過現在可以看到一胞多胎，也與使用促進排卵的藥物，或利用人工生殖

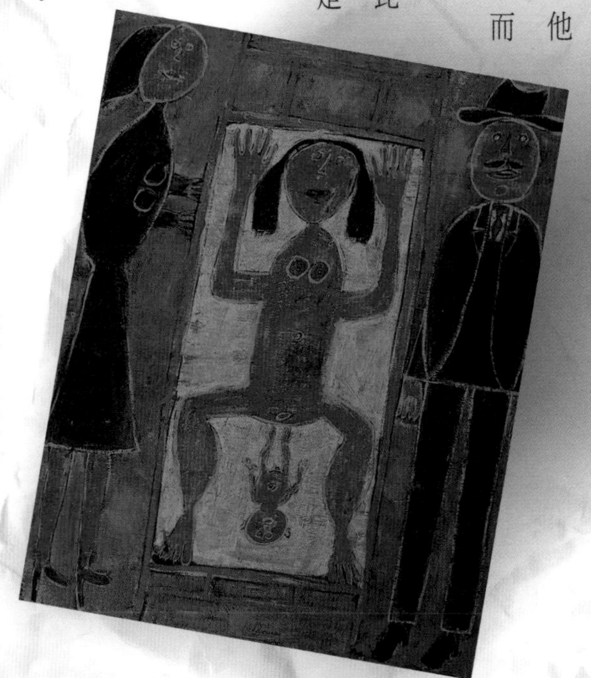

科技有關。

現在於懷孕以後，爲了擔心胎兒遺傳到不好的疾病，或有先天的異常，造成父母終生的遺憾和困擾，甚至可以作羊膜穿刺取細胞作染色體的分析。例如若知道胎兒有唐氏症，就可以終止懷孕。不過有些人把它當成生男、生女的工具，這是違背自然法則的。

最近由於分子生物學的進步，利用無性生殖的方法，能夠從一隻動物身上的細胞取得其整套染色體，再植入另一個已被去掉染色體的卵子，這樣就可以不必利用精子加上卵子才能培養一隻動物。也就是說可以複製一個基因和原來完全相同的動物。不過由於成爲一個成年人，還需經過後天的教育和環境的影響，因此複製愛因斯坦，並非就一定會成爲偉大的物理學家。從同卵雙胞胎日後不同的發展去思考，大家對複製動物就會有較清楚的概念。

產後大出血引起的腦垂腺壞死

達文西於一四五二年誕生於翡冷翠附近，世界上很少有人沒有聽說過這一位天才。他對所有的學問技術都有廣泛的興趣，在醫學上——特別是解剖學、機械工程、藝術等都有貢獻。他對每一件作品必全力以赴，畫一幅畫往往費時數年，有時如果一件新的事物引起他的興趣，就會把畫擱置下來專心去作實驗。

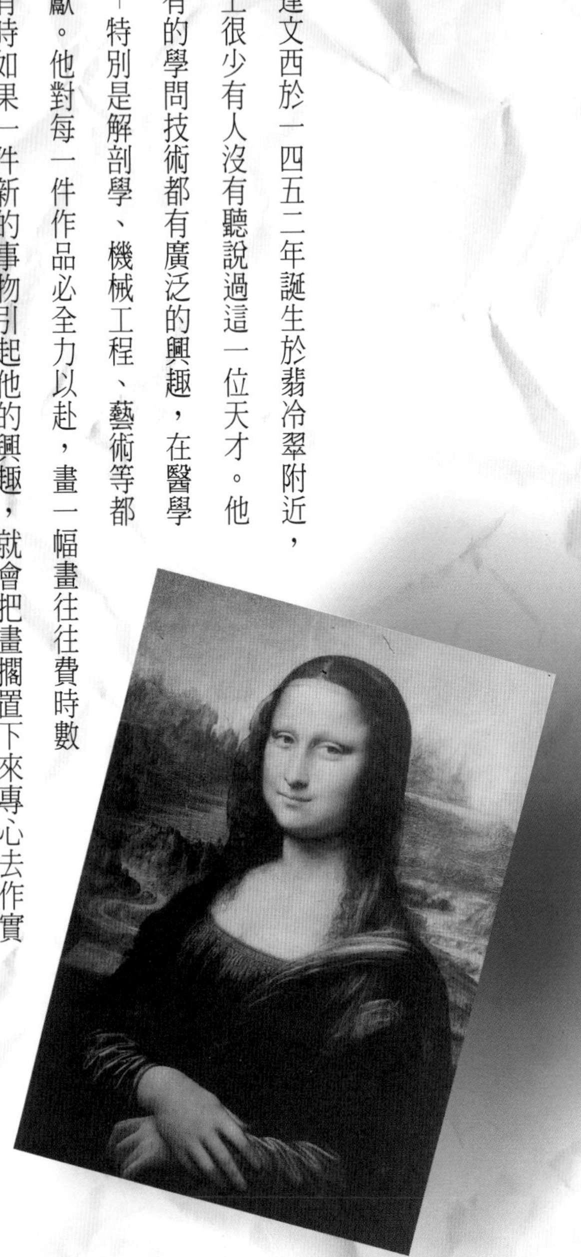

「蒙娜麗莎的微笑」是世界有名的作品，許多人對畫中的蒙娜麗莎爲什麼會露出微笑做了許多假想或猜測。除了柔美的微笑外，達文西在作品中把如夢似幻的山水景色做爲背景，更增加了它神祕的氣氛，使蒙娜麗莎顯得超凡脫俗。

不過大家一定比較少注意到蒙娜麗莎沒有眉毛，但卻沒有顯得突兀。過去在醫學較不發達的時代，有時生產是一件危險的事，產婦在分娩以後流血不止，因而造成休克，甚至導致腦垂腺壞死。由於腦垂腺是控制卵巢分泌女性荷爾蒙、甲狀腺分泌甲狀腺素，和腎上腺分泌腎上腺皮質素的重要器官，因此當腦垂腺壞死後，病人就會出現性腺、甲狀腺、腎上腺功能低下的情況，於是這種病人在產後陰毛和腋毛會脫落、乳暈變淡、眉毛稀疏、臉色臘黃、人也比較沒有精神、味口較差等。如果遇到壓力狀況，荷爾蒙的需要量增加，但病人的身體卻無法分泌足夠的荷爾蒙，於是就會產生低血鈉、低血糖的現象，病人因此昏迷而被送至急診處，這種病又叫作席漢氏症。

過去常有病人因昏迷被送到急診處來，由於醫師看不出是什麼毛病，只好抽血檢查肝腎功能、電解值、血糖、血球、酸鹼度等，意外發現病人有嚴重的低血鈉和低血糖，這時才會想到照會內分泌科醫師。其實我們從病人的外表看到她稀疏的眉毛、臘黃的臉色、淡淡的乳暈、稀少的陰毛和腋毛，再加上詢問她先生，病人在生產時是否有大出血的情形，很快就可以下診斷。在補充腎上腺皮質素、甲狀腺素、女性荷爾蒙後，病人很快就又可以恢復健康了。

雖然蒙娜麗莎沒有眉毛，不過外表看起來她是很健康的，我想這應是藝術家的表現手法，而並非她真的有病，我只是藉此張名畫提醒大家注意產後大出血引起的腦垂腺壞死這個診斷上容易被忽視的疾病罷了。

男性荷爾蒙可以預防老化嗎？

希臘羅馬神話中眾神之王宙斯是一個迷戀美色的神，他知道斯巴達國王的妻子莉達很喜歡天鵝，就變成天鵝挑逗莉達，使其懷孕，生下了天下第一美女海倫。藝術家常常將這一段神話故事做爲畫圖或雕刻的題材，而達文西也曾畫過「莉達與天鵝」，只可惜眞品已經遺失。這幅作品是仿達文西畫的複製品，她的臉型與蒙娜麗莎十分酷似。

早在西元第二、三世紀時，在羅馬開業的希臘醫師阿雷得斯就提出以下的看法：「當精液充滿了活力時，可以使我們成爲眞的男人，四肢孔武有力、多毛、聲音嘹亮、有精神、思考和行動敏捷。當精液沒有活力時，人會變得虛弱、聲音尖銳、沒毛和鬍鬚、優柔寡斷，如同宦官一樣。」

達文西也報告男性荷爾蒙與情緒和性慾間的關係：「有睪丸才有辦法性交，睪丸內包含熱情，它們使動物的憎恨和殘忍性加強。經驗顯示像公牛、野豬、公羊和公雞等很兇猛的動物，若將睪丸去除，就會變得很脆弱，因此我們可以看見一隻公牛驅趕一群母牛，可是一群母雞卻可以使一隻閹割過的公雞嚇得飛起來。」

在歷史上很有名的例子是西元一八八九年，時年七十二歲的法國教授布朗西卡，因爲自己覺得體力不佳，遂將狗的睪丸萃取出來的東西注射在自己身上，注射以後覺得年輕不少。由於他很有名，所以大家都相信睪丸提煉出來的東西是青春不老藥，不過後來知道睪丸並沒有貯藏很多男性荷爾蒙，因此布朗西卡的青春不老藥其實是自我暗示、心理作用的成分居多。

現在可以人工合成男性荷爾蒙，宣稱可以使老年人的肌肉增多、性能力加強，但事實上在勃起障礙的病人當中，只有百分之四男性荷爾蒙過低，大部分男人在七十歲時血中男性荷爾蒙仍然是正常的。勃起障礙通常與心臟病、動脈硬化、高血壓、糖尿病、抽煙、服用藥物和酗酒有關。

男性荷爾蒙可以誘發或刺激攝護腺腫瘤、減少高密度脂蛋白膽固醇（使得血管容易硬化），也可以妨礙精蟲的製造。男性荷爾蒙可以增加紅血球的數目，使血液變稠，增加中風的危險性。因此¡A如果血中荷爾蒙測定結果真的顯示男性荷爾蒙不足，使用它來治療才有意義。

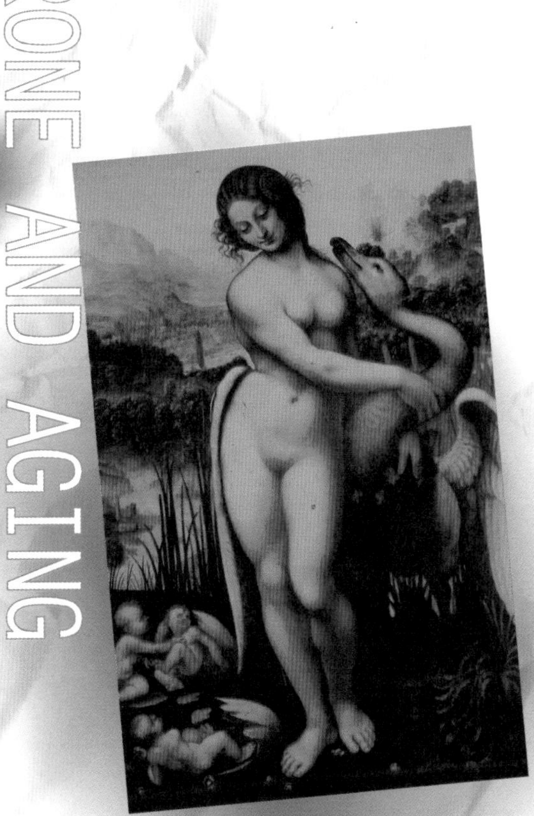

先天性腎上腺增生影響第二性徵發育

竇加於一八三四年生於法國巴黎，父親雖是銀行家，但卻精通繪畫並熱愛音樂，因此竇加從小就對繪畫和音樂有濃厚的興趣，同時深愛古典文學和哲學。由於對繪畫的喜好，從十八歲起就開始畫素描。因爲父親希望他攻讀法律，於是十九歲那年進入法律系就讀，但於課餘時仍認眞學畫，二十一歲時終於放棄法律而正式進入美術學校。

竇加的作品以浴女素描和芭蕾舞女最富盛名。芭蕾舞本身是一種極爲優美的藝術，竇加利用靈活的筆觸補捉舞者運動轉瞬間的姿態，讓人有種夢幻飄逸的感覺。圖中這座名爲「十四歲的小舞者」是他在一八八一年的作品，利用青銅作主體，配上棉裙和粉紅色緞帶。小舞者除了姿態優美以外，頭部上仰的神情十分令人憐愛。

現在的女孩大約在十二歲左右月經就會來，漸漸的胸部大起來、臀部也變大，漸漸出現女人的外表，如同這件雕塑中的舞者一樣。可是有一種叫作先天性腎上腺增生症的病人，在女孩子不會有月經、乳房也不發育，而其女性生殖器官在陰蒂的部分則會出現如陰莖一樣的變化，有時會被誤認爲男孩；在男性則會出現性早熟，也就是年紀輕輕的，陰毛和陰莖就很明顯。這是因爲正常的腎上腺可以製造皮質醇、皮質醛酮和雄性素，病人因爲缺乏一種酵素，使得皮質醇製造減少，導致腦垂腺的腎上腺皮質刺激素增多，企圖使皮質醇製造恢復正常，但因酵素缺乏，結果被刺激後腎上腺增生，增多的反而是雄性素，因此使得女孩子的女性特徵無法表現，而男孩子則出現性早熟。

對這種病人我們如果在睡前給予腎上腺皮質素，它就會壓抑腦垂腺分泌腎上腺皮質刺激素，這樣雄性素就會減少，女孩子的月經會出現，乳房也開始發育，至於過大的陰蒂則要作手術整型。對男童而言補充腎上腺皮質素除了對生命是必要的以外，也可以讓小孩的身高不會因爲性早熟而初期長得快，但因骨頭的生長板提早封閉，最後的身高反不如人。

缺乏男性荷爾蒙的體型

西元一七七一年，俄國有一個教派，叫作斯考伯特西，他們認為性是罪惡，為了救贖而將自己閹割。他們的領袖叫西維諾夫，活到一百歲才去世。這個教派由於被俄國迫害而逃到羅馬尼亞，斐立坎醫師於一八七六年觀察這些教徒的體型，將其記錄發表（見圖）。

圖左是在十三歲時閹割，有狹窄的肩膀、寬廣的骨盆（大屁股），而且脂肪也較多。圖中是在六歲時閹割，也有寬廣的骨盆，脂肪也多。圖右則是在二十二歲時閹割，肩膀寬厚、骨盆狹窄，比較接近正常男性。因此在成長時閹割比較會出現女性的體態，即肩小臀部大。長大以後再閹割，對體型比較沒有影響。

男性荷爾蒙除了對體型會產生影響外，對身高也會影響。如果在小孩子時就缺乏男性荷爾蒙，例如罹患了腦垂腺或下視丘腫瘤（顱咽瘤），或者是先天性的性染色體異常，例如克萊思費爾特氏症（ＸＸＹ），這樣就會延緩長骨生長板封閉的時間，結果是手長腳長，下半身看起來特別長，叫做宦官體型。

男性荷爾蒙對聲音也有影響，一八七八年以前梵締岡西斯汀教堂爲了讓合唱團的男孩保持能唱高音，將睪丸閹割，這樣聲帶就不會變粗。另外，男性荷爾蒙和男性禿也有關係。宦官是不會出現男性禿的。

過去皇室中常常養一些宦官，這是因爲在小男孩時就閹割，從那時便缺乏男性荷爾蒙，可以使人比較溫順聽話。若長大後再閹割，就不一定可靠了。

在賽馬或者運動員有時會偷偷使用男性荷爾蒙，這是因

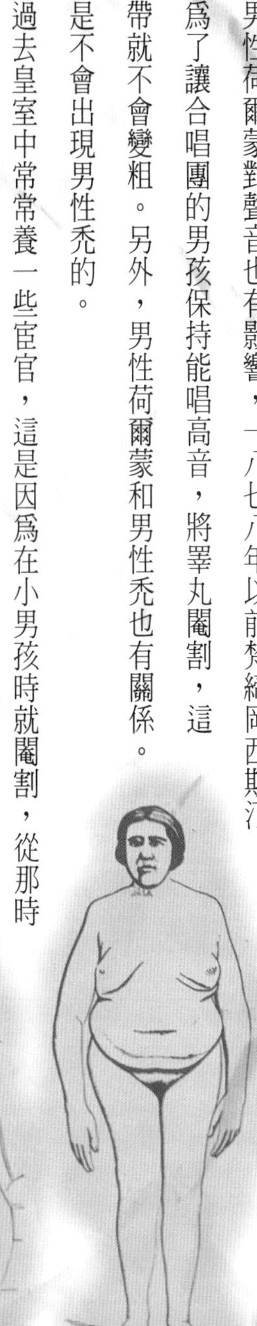

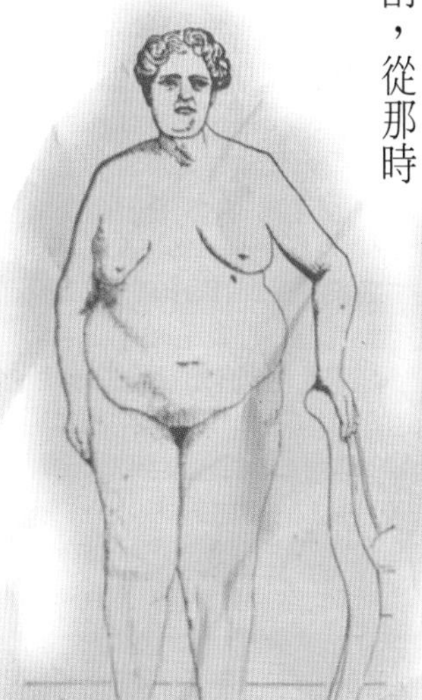

爲男性荷爾蒙會使肌肉比較結實。如果缺乏男性荷爾蒙，脂肪會增多、肌肉減少。缺乏男性荷爾蒙時骨質也比較容易疏鬆，結締組織也比較脆弱，因此會有扁平足和膝蓋彼此相碰的現象，如圖中這些人一樣。

從上面對於缺乏男性荷爾蒙所造成的影響的介紹，我們可以間接瞭解男性荷爾蒙的作用。不過過度的補充男性荷爾蒙會誘發前列腺腫瘤、減少高密度脂蛋白膽固醇和妨礙精蟲的製造，此外可以增加紅血球的數目，使血液變稠，因而增加中風的危險性，因此若眞正缺乏，補充時也應小心。

老化與性功能減退

曾經有一片電影《羅丹與卡蜜兒》來台灣上演，描寫雕塑家羅丹與其模特兒，也是其女弟子卡蜜兒的愛情故事。

熱情的羅丹愛上了美麗又有才情的卡蜜兒，而卡蜜兒也喜歡上羅丹，激發羅丹雕塑了「吻」、「永恆的春天」（見圖）這些美麗的作品，可是最後卻讓卡蜜兒精神崩潰，而被關入瘋人院，直至老死。許多年前我在台北市立美術館看到卡蜜兒精彩的雕塑作品，不禁爲她婉惜。

羅丹的作品有許多是帶有色情成分的，在丹麥的尼・卡爾茲堡格里托特克美術館，我就看到了許多他做的小型雙人性愛的作品。

其實不管人或昆蟲、或其他動物，「性」是繁衍後代很重要的事情。性可以引發很多文學、藝術的偉大作品，很遺憾的，也會導致很多悲劇。在年老時，性功能會漸漸衰退。除了像糖尿病可以引起血管、神經病變導致性功能障礙外，生理性的老化本身，也會讓腦細胞退化、以及性腺的男性荷爾蒙減少。

根據動物實驗顯示，在老年老鼠，其男性荷爾蒙有減少的現象。若補充男性荷爾蒙，老年老鼠的性行為可以恢復一些，但無法達到年輕老鼠的程

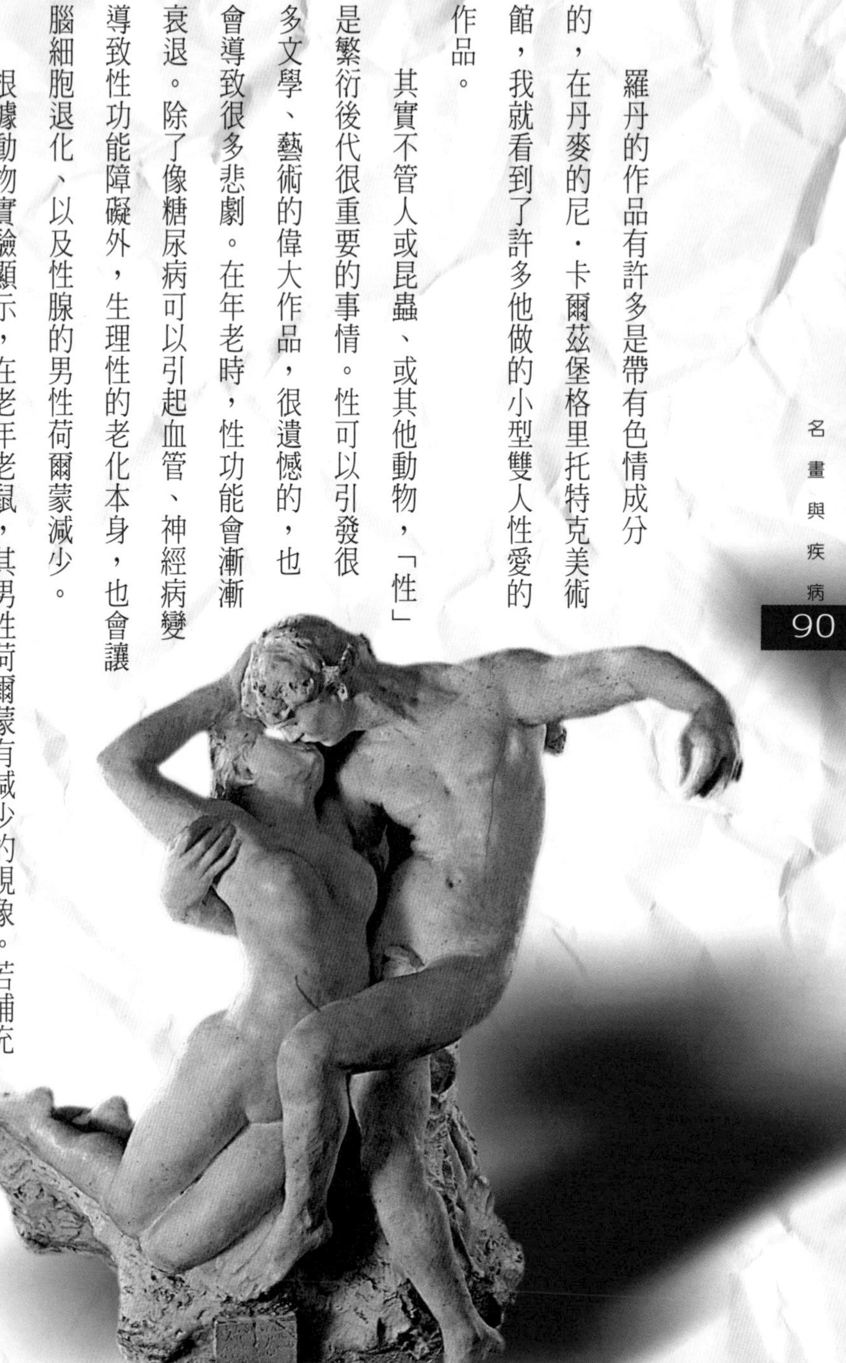

度。若做視前區的胎腦細胞移植，則可以恢復至正常。表示老化導致的生理性性功能衰退並不只是因為男性荷爾蒙缺乏而已。

在人類，年老時性功能也可能減退，若測血中男性荷爾蒙濃度，有些人的確有男性荷爾蒙不足的現象，這時可以考慮補充男性荷爾蒙。除可以增進性能力外，也能增進體力。但給藥不宜過量，以免長期給藥後產生前列腺腫大、前列腺癌，甚至使紅血球增多，血液變得黏稠，而導致中風。

除了給予男性荷爾蒙外，雖然只是為了增進性能力而作胎腦移植，有點小題大作，但可能可以利用藥物調整神經傳導物質的缺陷，例如給予多巴胺的作用類似物，或給予血清素的作用拮抗物，來提高性能力，這樣會比較簡單。這在動物實驗已經得到證明，但在人類還待證實。

RU-486 倍受爭議的墮胎丸

一八八五年法國畫家雷諾瓦的長子皮耶出世，雷諾瓦這時沉醉在幸福美滿的婚姻生活中。他以太太給皮耶餵奶爲題材，畫了「母與子」這幅畫。圖中皮耶很舒服的在吸吮著媽媽的奶，右手則抓著他胖嘟嘟的小腳，豐滿的雷諾瓦夫人流露出有子萬事足的表情。

由於雷諾瓦對「母與子」的構圖十分喜歡，因此第二年他又畫了一幅類似的圖，只是背景和坐的椅子換了。此外於一九一六年，他也用此題材做了石膏雕刻。

雖然很多對男女能夠有情人終成眷屬，在婚後生活美滿，也像雷諾瓦夫人一樣，生下他們健康可愛的寶寶，可是有些人卻不那麼幸運。有些女孩子可能因一時的熱情而未婚懷孕，有些則可能因被強暴而懷孕，有些懷的是先天異常的胎兒。對於不想要的胎兒，女孩子很可能會走上墮胎一途。這時可能要做子宮擴張和刮除術（D & C）。利用儀器將子宮頸擴張，再將子宮內的胎兒刮除。或是眞空吸引，將胎兒吸掉。可是手術本身會使婦女受到傷害和疼痛。

法國內分泌學家博路醫師由於瞭解到助孕素是讓胚胎能安穩的著床在子宮，並順利成長成胎兒的荷爾蒙，因此就帶領研究小組著手合成可以與助孕素接受器結合，干擾助孕素作用的藥。助孕素無法發揮作用時，胚胎不能安穩的著床，就會脫離子宮壁，這樣就可以達到墮胎的目的，並不需要動手術。一九八〇年，代號RU-486的藥物終於發明成功（RU是藥廠的縮寫）。

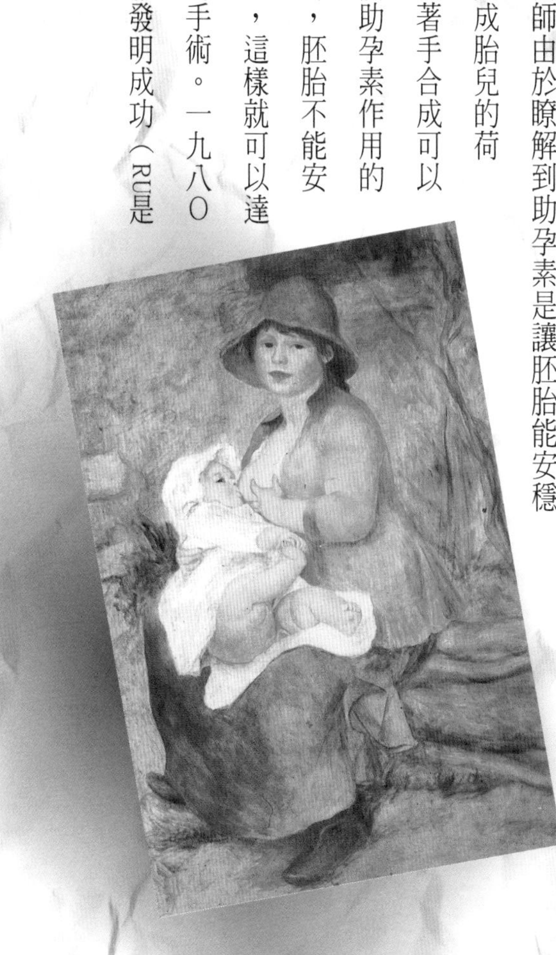

對於月經來後九週內的懷孕，使用RU－486，墮胎成功率爲百分之八十。若在服用RU－486後再使用少量的前列腺素使子宮收縮，則可以加速胎兒的排出，減少流血，並使成功率提高到百分之九十五。

雖然對不想要的懷孕，RU-486可以取代大部分的手術，對婦女是一大福音，但卻受到反墮胎人士的大力抨擊。經過九轉十八彎以後，才終於得以上市。但爲了防止濫用，我們的衛生署準備對其來源和使用嚴加把關。

民國八十六年十一月底，博路醫師來台灣演講RU-486，和他發現的另一個目前宣稱有抗老化作用的荷爾蒙——DHEA，並將他著作的一本介紹RU-486發明的經過，和爭議的書委託我翻譯出版。希望經由此書的出版，讓大家瞭解科學研究者辛苦的心路歷程。

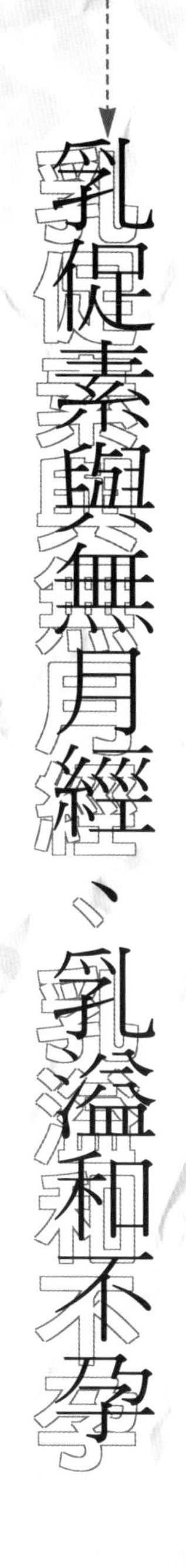

夏卡爾（一八八七～一九八五）出生在俄國貧苦的猶太人家庭。他是十分受人喜愛的畫家，他的畫顏色美得像詩一樣，而筆觸的流暢、構圖的自然和孩童般的純真，更是獨樹一格。

他很喜歡畫鄉村的景色，例如：拿著鋤頭的農夫、擠牛奶的少女，還有公雞、母雞、馬、和乳牛等，而俄國式的建築也反覆出現。小提琴更是他喜歡入畫的主題之一。至於人物，則在天空飄來飄去，隨著畫家的想像，自由翱翔。

我在一九九二年，於法國尼斯參加第九屆世界內分泌大會時，也在附近的夏卡爾美術館看到他在平台鋼琴的木蓋子上畫了「以撒和利百加在井邊」的油畫，顯得十分獨特。

在這張名爲「孤獨」的作品中，畫家描繪孤獨的中年人垂頭喪氣的坐著，旁邊是跪著的乳牛，中間穿插著一把小提琴，天上則有天使飛翔。他的表現是如此的隨興自然，讓觀賞的人不知不覺中也進入如詩的世界。

在嘉義縣六腳鄉蒜頭村的老家，二哥經營了一個牧場，養了二百多頭乳牛。我問他如何讓乳牛不斷的有乳汁分泌。他說：只要讓牛不斷的懷孕、生產，產後自然會分泌乳汁。

在人，隨著懷孕週數的增加，乳促素這種荷爾蒙也會不斷的增加，黃體素和動情素這些女性荷爾蒙亦然。產後女性荷爾蒙下降，乳促素就可以刺激乳房分泌乳汁。

如果腦垂腺長瘤，可以分泌很多乳促素，這時女人的月經就會終止，雖然沒有懷孕，也會有乳汁跑出來，這叫「無月經乳溢症候群」，這時病人會變成不孕。

不過無月經乳溢症候群最常見的原因並不是因爲腦垂腺長腫瘤，反而是長期服用可以讓乳促素增加的藥物所造成的，例如有一種叫sulpiride(Dogmaty1)的很有效的腸胃藥，若長期大量使用，就有這種效果。因此，臨床上遇到無月經乳溢症候群病人，我們通常都會先問病人有沒有使用什麼藥物，若沒有，再用磁振造影來檢查腦垂腺是否有長瘤。

現在即使發現腫瘤，也可以不用神經外科手術去除，只要服用抑制乳促素分泌的藥即可，例如：bromocriptine (Parlodel)，lisuride (Dopergin)。此外quinagolide (Norprolac)，除了效果很好外，比較沒有腸胃副作用，直立性低血壓等等，更是病人的一大福音。

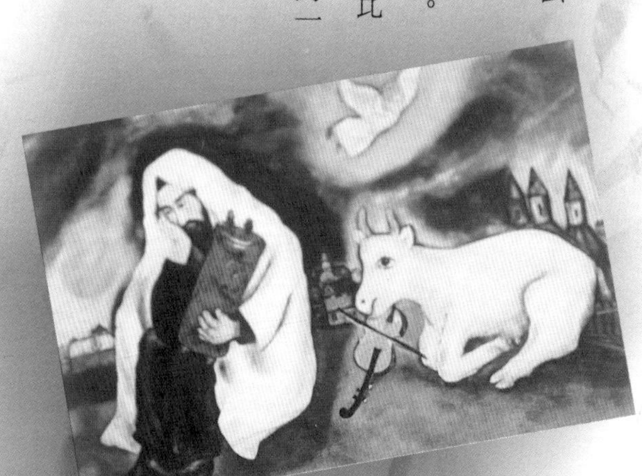

HYRERPROLACTINEMIA AND TREATMENT

無嗅覺與性腺功能不足

一九七二年，由於受到當時台大美術社指導老師謝孝德的影響，喜歡以畫刀爲主，畫筆爲輔，來畫圖。當時以虛構的人物和花畫了這張圖——「女人與花」。

畫中站在花前的女人雙手置於胸前。爲了讓作品有動人的感覺，我讓頭髮撥向左邊再垂下來。在衣服方面，則用很簡單的造型來表現。至於女人的表情則帶有一點點憂鬱（可能是反映出當時醫科四年級學生時代，生活的壓力吧！），似乎在聞著臉前的花香。

圖中的花是矇矇朧朧的。我只想表達花帶給我的感覺，不想勾勒細微的部分。至於花瓶，事實上並不存在，也是我隨意的構思。而畫於人上方的半圓月亮，只爲增加變化，亦是我當時喜歡採用的表現手法之一。我故意讓背景是深藍色的、月亮是粉紅色的、花是紅的、葉子是綠的、花旁邊是黃的、衣服是白的、下半部的背景則是紫的。這樣就有對比，而且色彩也十分的豐富。

雖然圖中的女人可以聞到花的芳香，但有些人不但嗅不到花的芳香，而且合併性腺功能不足，這種疾病叫「卡門氏症」。

卡門氏症是一種遺傳疾病，若是自體顯性遺傳，則以男性爲主。另一種是性染色體X自體隱性遺傳，這時就不限男性或女性了。

這種病人他們的異常主要是因爲腦子裡面的下視丘缺乏性腺釋素，無法刺激腦垂腺分泌性腺刺激素。睪丸或卵巢沒有性腺刺激素的刺激，就會產生男性或女性荷爾蒙不足（或叫性腺功能不足）。有趣的是爲何下視丘異常會牽連到嗅覺異常？

原來是因爲下視丘分泌性腺釋素的神經原在胚胎時與嗅覺神經組織在一起，漸漸的這種神經原會移動到下視丘的部位。在卡門氏症的病人，不管是在屍體解剖，或是用最新近的核磁共振攝影時，都可以看到許多病人的嗅神經球和神經束不見了，也因此不但嗅覺異常，性腺功能也會低下。

在男孩子，這種病人長不出鬍子和陰毛，睪丸也小小軟軟的，陰莖發育也不佳，但身高沒有什麼異常。若只是爲了恢復男性特徵，可以注射男性荷爾蒙，若要生育，則要注射性腺刺激素，這時花費就昂貴很多。

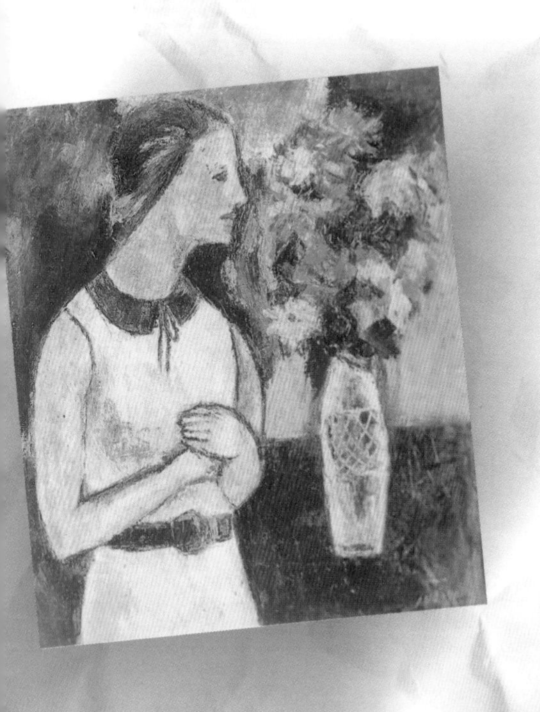

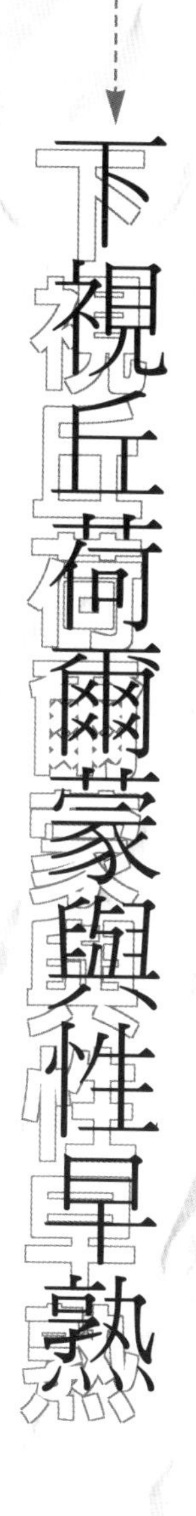

野柳是一處古今中外聞名的地方，它有奇怪的岩石，例如女王頭、仙女鞋等，我從大學時就常常去野柳寫生或遊玩。

十多年以前，我曾在野柳爲女兒拍了一張照片，一九九四年，先畫粉彩，再將其改畫爲油畫，題名爲「小女孩」。圖中的小女孩蹲在開滿了牽牛花的草地上，左手拉著長裙，陽光照在淡黃色的帽子和白衣上，白上衣反射出來的光線落在兩頰。遠處的野花是我虛構的。

不過你現在到野柳，在同樣的地方，大概只能看到柏油路鋪成的停車場和攤販，是很難再看到這麼自然的風景了。

像圖中的女孩子很自然、很可愛，但有些小孩子不是這樣，她會出現性早熟的現象，在九歲以前就有月經(正常約在十二歲半)、長出陰毛，而且乳房也提早發育，這時可能會受到同伴的嘲笑。而且若年紀太小，自己可能不會處理月經的問題。另外，由於性荷爾蒙提早出現，雖然初期身高會比同伴高，但後來骨頭的生長板由於受到性荷爾蒙的刺激，會提早封閉，最後個子反而會最矮。這種病不只在女孩身上會發生，在男孩也是一樣。

性早熟發病的原因有很多種，不過百分之八十的女孩子屬於中樞性的性早熟，原因並不清楚。男孩子有一部分也是屬於此類。

男性或女性荷爾蒙的分泌來自睪丸或卵巢，它們受到腦垂腺性腺刺激素的刺激，而腦垂腺又受到下視丘的性腺刺激素釋素的刺激。下視丘和腦垂腺分泌的這兩種荷爾蒙都是波動性的釋放，而開始波動性釋放的時期和幅度，於正常人會有一定的時間和大小；如果太早開始，幅度太大，就會出現性早熟。

對於這種原因不明的中樞性性早熟，很有趣的是我們用的治療藥物竟然就是下視丘分泌的性腺刺激素釋素，不過它是長效劑型，一個月只需注射一次，例如：國內健保已有給付的Leuplin depot。主要是因爲如果持續的釋放出荷爾蒙，而不是波動性的，對腦垂腺性腺刺激素的分泌，反而會形成抑制作用，這是很特別的現象。

人家常說自然就是美，中樞性性早熟是一種不自然的現象。不過由於科學的進步和對內分泌的瞭解，我們還是能將不自然回歸於自然。

PRECOCIOUS PUBERTY

都是男性荷爾蒙惹的禍？

最近美國總統柯林頓的誹聞事件鬧得天下大亂，舉世股票下跌，而獨立檢察官史達爾的報告又精彩的像一本文情並茂的色情小說，讓很多老男人讀了，不用靠「威而鋼」就都可以興奮起來。

從柯林頓讓我聯想到名字也是柯林起頭的奧地利畫家柯林姆特（一八六二〜一九一八），他可以說是奧地利最出名的世界級畫家。他畫了很多色情的圖畫，不過最為人知的要算是「吻」這張長、寬各一百八十公分的大畫了。畫中的情侶相擁，只看得到臉部和雙手，其餘部分都融入鑲嵌著各色長方塊的金色大漩渦中，彷彿要以視覺來表達性愛所引燃的情感和爆發力。雖然畫中的男模特兒從初稿中看起來像是柯林姆特本人，女的則是其朋友愛蜜莉芙蘿格，但他「死不承認」。他說：「我沒有自畫像，我不喜歡將自己當成畫中的題材」。

無可否認的柯林頓的誹聞事件和柯林姆特的傑作，都和男性荷爾蒙有密切的關係。只不過前者引來軒然大波，而後者創造出偉大的作品吧！某些疾病和男性荷爾蒙也有密切的關係，因此只要使用對抗男性荷爾蒙的藥物，就可以得到很好的治療效果。例如：女性長青春痘，就和女性荷爾蒙和男性荷爾蒙間的平衡失調有密切的關係。只要使用含有抗男性荷爾蒙的藥物，並在其中添加一點女性荷爾蒙，每個月服用二十一天，三個月後，就可得到明顯的治療效果。

有一種叫做先天性腎上腺增生的病，罹患這種病的女孩子，陰蒂變成像陰莖一樣，沒有月經，乳房大不起來，也和男性荷爾蒙過量有密切的關係。但治療上並不是使用抗男性荷爾蒙，而是使用腎上腺皮質類固醇來抑制增生的腎上腺，讓腎上腺製造的男性荷爾蒙減少，這樣月經就會出現，乳房也會變大。

到過泰國的人，相信大部分的人都會為了好奇，去看人妖秀。這些男人的乳房豐滿，主要原因也是使用了抗男性荷爾蒙，再加上服用或注射女性荷爾蒙，自然可以達到「驚人的」效果。只是聲帶由於過去男性荷爾蒙的作用，聲音已經變粗，唱歌就只好對嘴了。

男性荷爾蒙的作用其實有好也有壞，至於結果如何，就存乎一心了。

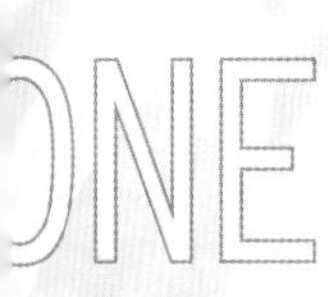

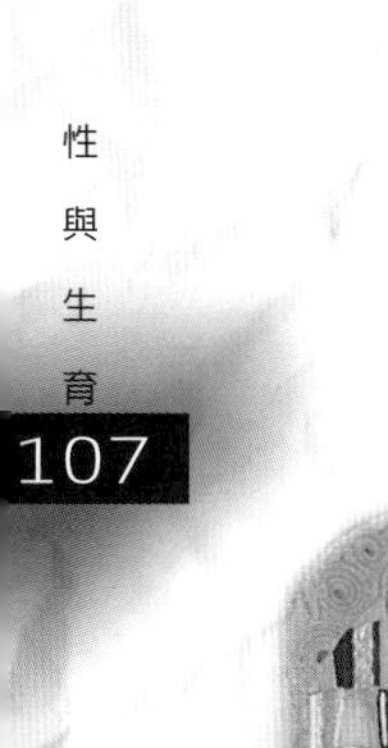

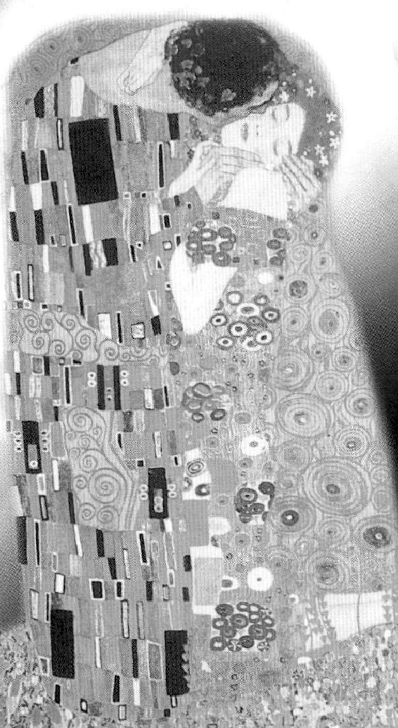

SEX HORM

NO.4

賣帽子的女人　　張天鈞　1973　油畫　20F

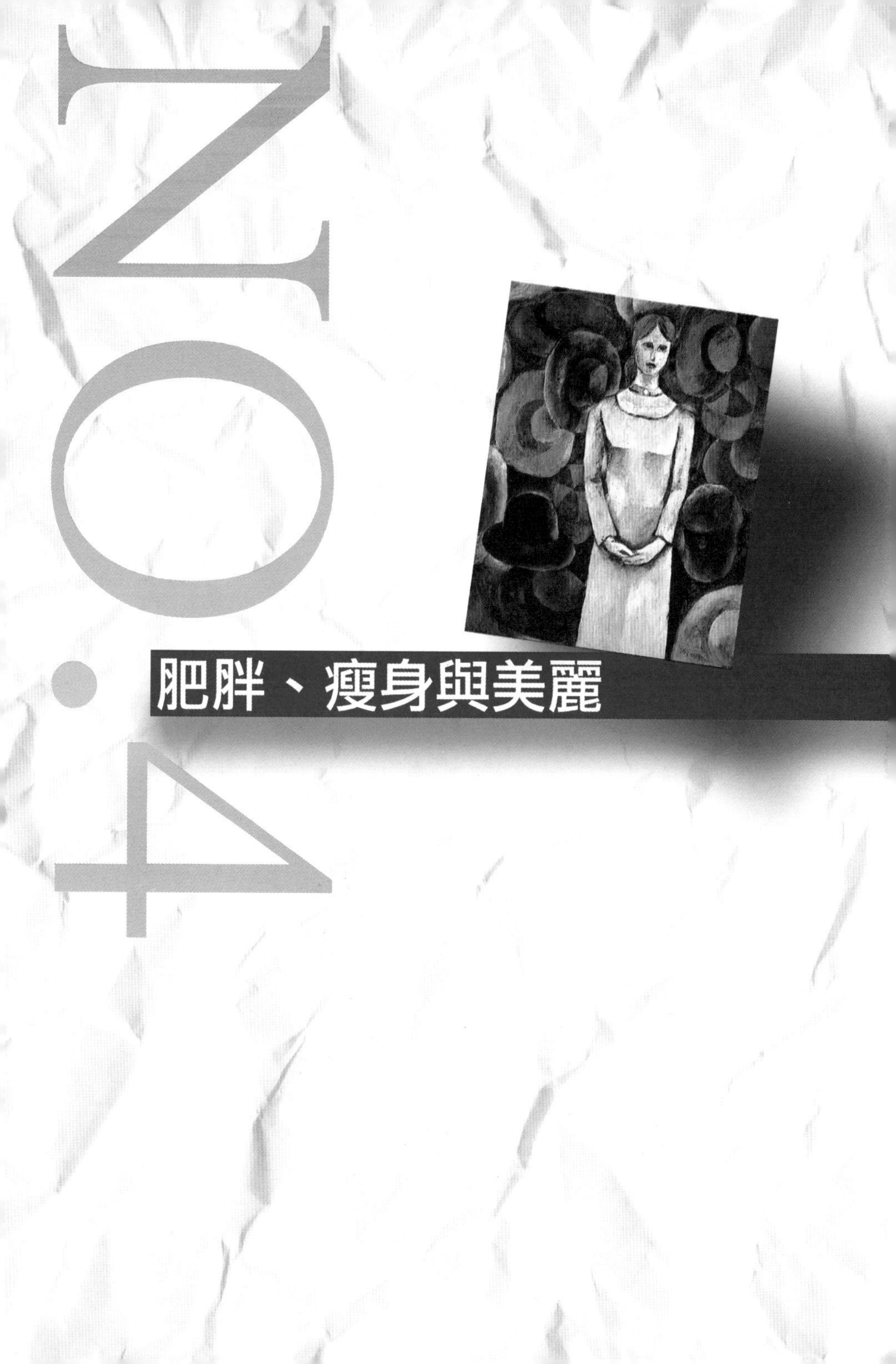

No.4

肥胖、瘦身與美麗

盧本斯與肥胖

魯本斯是十七世紀巴洛克藝術的代表畫家，同時具有畫家、學者和外交官的身分。他是法蘭德斯人（即比利時西南部）。遺留後世的傑作多達二千二百多件，其中油畫超出一千件，歐洲的美術館常可見其畫作。

圖中這張「三美神」是他一六三九年的作品，現收藏於西班牙普拉多美術館，描寫希臘神話故事，天神宙斯的三個女兒，她們是喜悅和作樂的女神，爲愛神維納斯服務，左邊

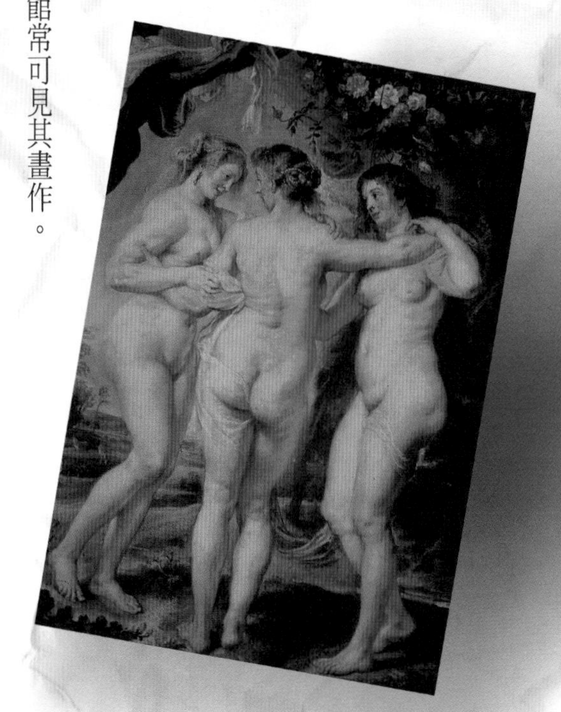

的美神用的模特兒是魯本斯的第二任妻子，當時魯本斯年近六十歲，而妻子僅十六歲。

魯本斯的圖畫雖然柔美，但畫中的女人總是給予人一種肥胖臃腫的感覺，在重視苗條的今天，這些模特兒可能都需要減肥了。

事實上，肥胖與高血壓、糖尿病有著密切的關係。如果發生第二型糖尿病，也就是所謂的成年型糖尿病，最初的治療方法並非使用口服降血糖藥物，而是先做食物控制和運動來減肥，若血糖還降得不佳，這時才給予口服降血糖藥物。

此外，腰臀圍比也很重要，若是中廣體型，也就是胖的部分主要在肚子，造成腰臀比加大，這時死亡率及許多疾病的發生率會升高，甚至荷爾蒙都會受到影響。因此肥胖是禍不是福。

除了食物控制，例如多吃含纖維的蔬菜、不吃高熱量的食物、以及運動，來達到減肥的效果外，過去曾引進減肥藥，但因有明顯的副作用被禁掉。在外科方面，利用手術來減少胃的體積讓病人吃一點東西就會飽是另一種作法。至於抽脂肪，則是去掉已經形成的造成肥胖的脂肪，當然可迅速減肥，問題是若沒有好好控制飲食，再度肥胖是可以預期的。

荷爾蒙讓停經女人健康美麗

十九世紀的奧地利畫家柯林姆特很喜歡以女人為主題來作畫，在這幅一九〇五年的作品「女人的三個年齡階段」當中，他畫了小女孩；抱著小女孩的媽媽；以及年老駝背、皮膚充滿皺紋的女人；背景則以他典型的畫風，即鑲嵌裝飾的方法來表現。整張作品充滿了震撼力，令人沉思不已。

人一定會經歷生、老、病、死的過程，而在女性由於有月經的出現和消失，以及女性荷爾蒙的增加和減少，使得人生的各個階段更明顯。在青春期時由於女性荷爾蒙的分泌明顯上升，而有乳房、臀部變大之體型改變，也因為能夠排卵而可以懷孕。到了五十歲左右不再排卵，卵巢分泌的女性荷爾蒙也明顯降低，這時就會出現潮紅、不安、失眠的現象。更糟糕的是骨質的流失會明顯加速，而且心臟血管疾病也比較容易發生，此外，皮膚老化的現象會更明顯，這時外表上就會出現如這幅「女人的三個年齡階段」中的老年女人，因爲骨質疏鬆造成胸椎前段壓扁，於是有駝背和胸腔壓迫腹腔而出現腹脹、便秘的現象，而皮膚也因爲女性荷爾蒙的缺少，使得皮下脂肪減少因而皺紋更明顯。

爲了減少停經後的老化，可以使用女性荷爾蒙來補充，不過有人耽心女性荷爾蒙的使用會造成併發症，例如：子宮內膜癌、乳癌和下肢血栓靜脈炎。其實對於子宮內膜癌，我們可以採用週期性的動情素配上黃體素來避免，對於乳癌，則發生的機會並不多，婦女本來就應該定期篩檢，至於下肢的血栓靜脈炎，使用動情素的藥膏，不要使用口服的動情素就可減少發生的機會。就利弊得失整體衡量而言，使用女性荷爾蒙的好處遠大於不使用女性荷爾蒙。有人會服用維他命D加鈣來減少停經後的骨質疏鬆，但若沒有補充女性荷爾蒙並無法充份發揮效果。

有的女人爲了愛美，花了很多錢去打胎盤素或遠至外國注射活細胞，雖然理論上應該會有點效果，可是其效果是短暫的，還不如按時間長期的、適當的使用女性荷爾蒙，配合適度的運動和規律的生活，更能保持青春健康和美麗。

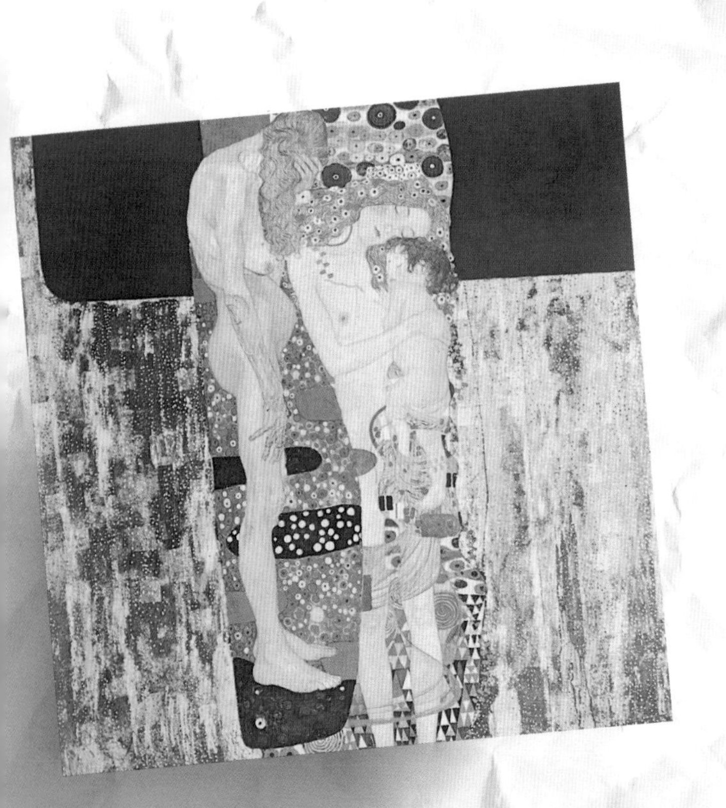

腎上腺皮質類固醇過量的影響和原因

哈維・威廉・庫欣於西元一八六九年生於美國，一九三九年去逝，是美國神經外科之父。由於其在醫學上的卓越貢獻，一九八七年，美國爲他出了紀念郵票，由當時的總統雷根舉行揭幕式。在他六十三歲那年，他發表論文，報告病人因腦垂腺有嗜鹼性腺瘤，分泌荷爾蒙，刺激腎上腺分泌過量的皮質類固醇，因此病人由圖左漂亮的小姐變成圖右肥胖的外表，而且看起來臉圓圓的、肚子大大的，四肢則變得細小。因此，後來的人就把腎上腺皮質類固醇過量引起的疾病統稱做「庫欣氏症」。

腎上腺皮質類固醇過量時，除了上述的變化外，還可出現臉紅、長青春痘、多毛、月經失調、高血壓、肌肉無力、背痛、上手臂內側或肚皮、或大腿內側出現紅色條紋、皮膚變薄容易瘀青、腳腫、多尿和煩渴等等。因此有經驗的醫師從外表一看就可以診斷出庫欣氏症。

在台灣，腎上腺皮質類固醇過量最多的原因還是服藥造成的。例如：為了治療嚴重的氣喘、紅斑性狼瘡、類風濕性關節炎、腎病症候群等，可能必須長期且大量的使用腎上腺皮質類固醇，這時就可能漸漸出現上述庫欣氏症的外表變化。

庫欣氏症另外的原因是腎上腺長瘤，可以分泌過量的荷爾蒙。利用測定血中的荷爾蒙變化和作電腦斷層攝影，很容易就可診斷和確定病變的位置。手術將腫瘤切除後半年左右，病人就可恢復正常的外表。

此外，庫欣氏症的原因也可以如庫欣氏當年報告的，由腦垂腺長瘤所造成。由於這時腫瘤通常很小，即使利用現代最好的影像檢查方法——磁振造影（MRI），也只能在百分之八十的病人中看到腫瘤。若看不到，可能還得在腦垂腺兩側的靜脈放置導管，於注射刺激藥物後同時採血，由那邊荷爾蒙上升的輻度較大，來判斷腫瘤之部位，以方便神經外科醫師下刀。

最少見的原因可能是身體有癌或瘤，例如肺癌、胸腺瘤，可以分泌類似腦垂腺分泌的刺激腎上腺的荷爾蒙，來導致血中腎上腺皮質類固醇過量。

總之，腎上腺皮質類固醇過量時有其特殊的外表變化，因此可以提醒我們注意到有否這方面的問題，而及早就醫。

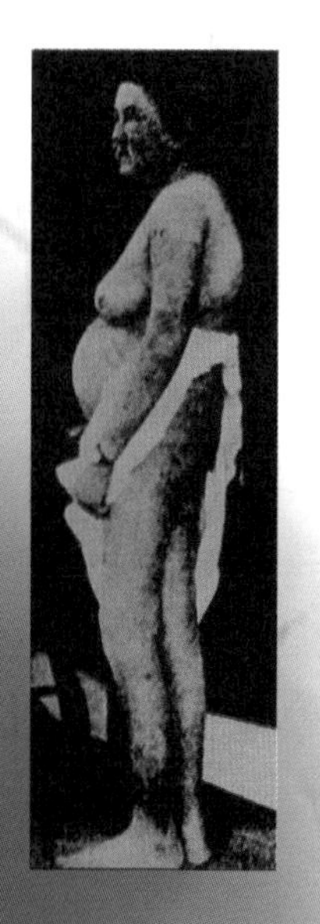

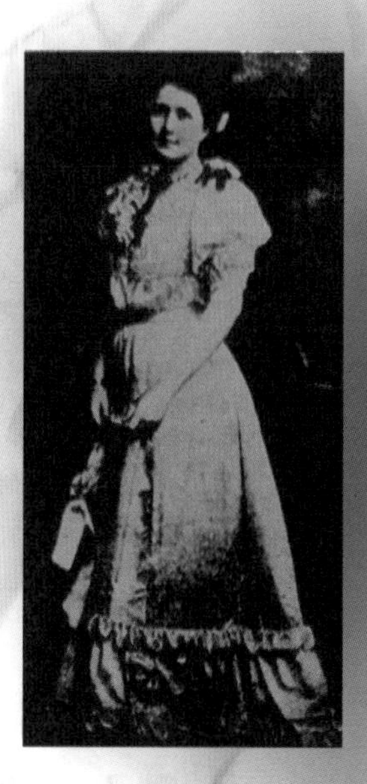

中廣體型的荷爾蒙變化

羅丹這位世界有名的雕塑家，他的作品「沉思者」和其仿製品，在很多地方都可以看得到。一八八三年，他接受委託製作小說家巴爾扎克（一七九九～一八五〇）的雕像。他為此做了許多草圖，而且塑了沒有穿衣服的雕像（見圖），但最後的成品則是披上一件厚重大衣的雕像（見圖），可是展出時卻不為大家所接受，甚至有人認為樣子像企鵝一樣，畫了一隻卡通企鵝來嘲笑他。

事實上由於厚重大衣包裹的巴爾扎克塑像與羅丹一貫的作風，那種流露出結實肌肉的手法不同，因此難以為當時人所接受，可是由其簡單流暢的造型，卻可以讓我們體會出作家放蕩不羈的性格。

從巴爾扎克沒有穿衣服的塑像中，我們可以觀察到明顯的中廣體型，也就是因爲腰圍增加，因此與臀圍的比也增加。過去的研究顯示，腰臀圍比的增加代表腹部脂肪增加，而腰臀圍比率較大的人，得到心臟血管疾病、乳癌、糖尿病的機會增加，死亡率也增加。

根據我們的研究，年紀大的成年型糖尿病病人，腰臀圍比要比年紀大但沒有糖尿病的人大，而年紀大但沒有糖尿病的人腰臀圍比也比年輕人大。也就是說年紀大時比較容易出現中廣體型，而中廣體型和糖尿病有密切關係。

除此之外我們也發現，年紀大的人男性荷爾蒙有明顯減少的趨勢，而年紀大又有糖尿病的人減少得更厲害。更有趣的是我們也發現腰臀圍比愈大的人血中男性荷爾蒙濃度愈低，此外類胰島素生長因子I也是一樣。

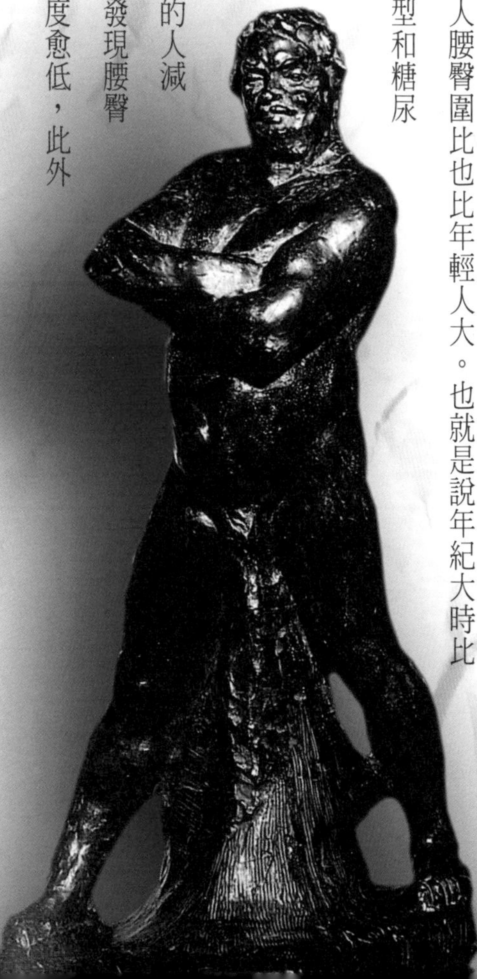

雖然有人說中廣的人看起來比較穩重，其實中廣體型對健康而言並不是好的現象。在過了四十歲以後，由於攝取的熱量往往超過所需要的，若一不節制，腹部的脂肪就會增加。因此宜注意飲食八分飽，多吃青菜、少吃高熱量食物，例如：肥肉，此外多多運動，這樣才可保持身體健康。

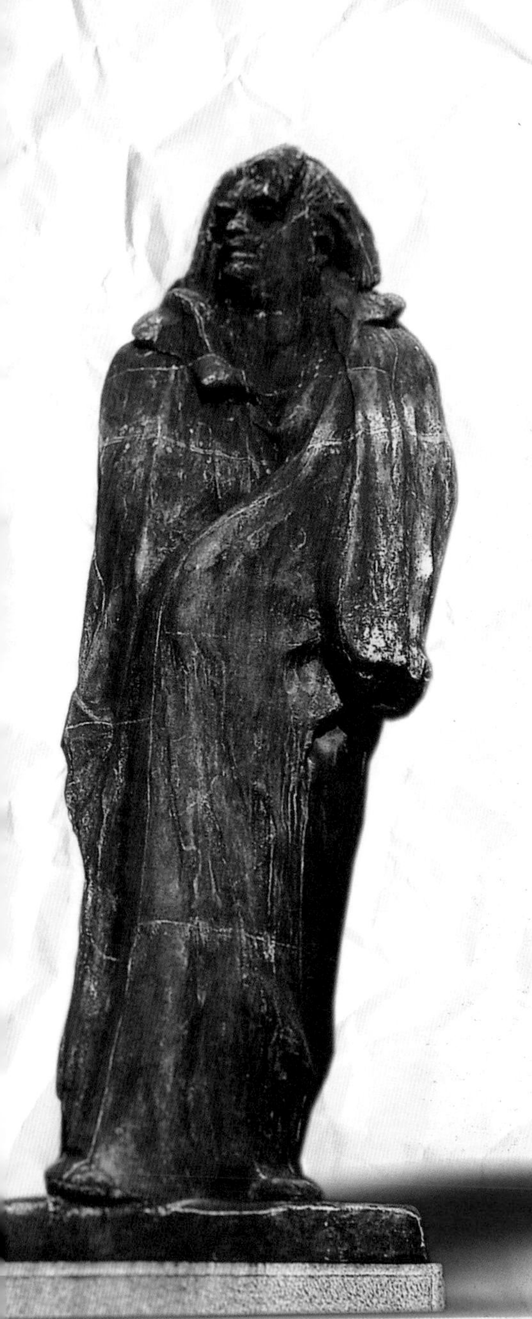

精神性厭食症

一九七二年，國立台灣大學美術社的一群社員，包括我與羅世長（現旅居加拿大，為職業畫家，當時念考古人類學系），將我們的作品送去參加全省美展。我當時拿的油畫作品叫做「寂寞」（見圖），畫了一個十分消瘦的女人，幾乎看不出什麼乳房，只見瘦骨嶙峋，中間則與白馬重疊，另外畫了蝴蝶和鬱金香。主要在描寫當時沒有女朋友的寂寞心境，平時辛苦的唸著醫學書籍，有空時則畫畫圖。雖然當時我們兩都落選了，但第二年，我們的油畫與水彩作品也各都入選全省美展。雖然這幅畫當年落選，可是有好多人欣賞這張圖，且一直想購藏，甚至為了買不到這張圖而幾乎翻臉。也許這種構圖，無法為二十七年前的全省美展審查委員所接受吧！

在醫學上有一種疾病外表就很像圖中的女人，叫做「精神性厭食症」，主要發生在年輕女性，由於怕胖，不敢吃東西，漸漸變得很消瘦，最後是沒有月經、心跳緩慢、低血壓、體溫也降低、血中的鉀降低，然後因心律不整而突然死亡。記得我在住院醫師時曾在內科急救室照顧過一位這樣的病人，可是後來還是沒有辦法救回來，病人最後去逝。

這種病人與產後大出血造成的腦垂腺壞死（席漢氏症）最大的不同是雖然兩者都瘦，也沒有月經，但席漢氏症的病人陰毛稀疏或沒有，這種病人則陰毛正常。主要是因為席漢氏症的病人腎上腺與性腺功能都變差，因此血中的皮質類固醇與性荷爾蒙都減少，所以陰毛會脫落不長。而精神性厭食症的病人血中的皮質類固醇正常甚至較高，男性荷爾蒙也正常，因此陰毛不受影響。不過由於精神性厭食症病人腦垂腺分泌的黃體刺激素和濾泡刺激素都減少，而黃體刺激素的分泌情形變成像青春期前的樣子，因此沒有月經。

對於這種病人，在治療上並沒有很特殊的方法，常需醫師及家人的鼓勵和幫忙，但效果不一定很好。而且醫師必須強調說：「我們不會讓你變胖的。」，也要讓病人瞭解有突然致死的危險性。

愛美是人的天性，瘦、高和三圍玲瓏有致是時下的審美標準。若爲了保持苗條，因厭食而喪失生命，是十分不值得的一件事。

ANOREXIA NERVOSA

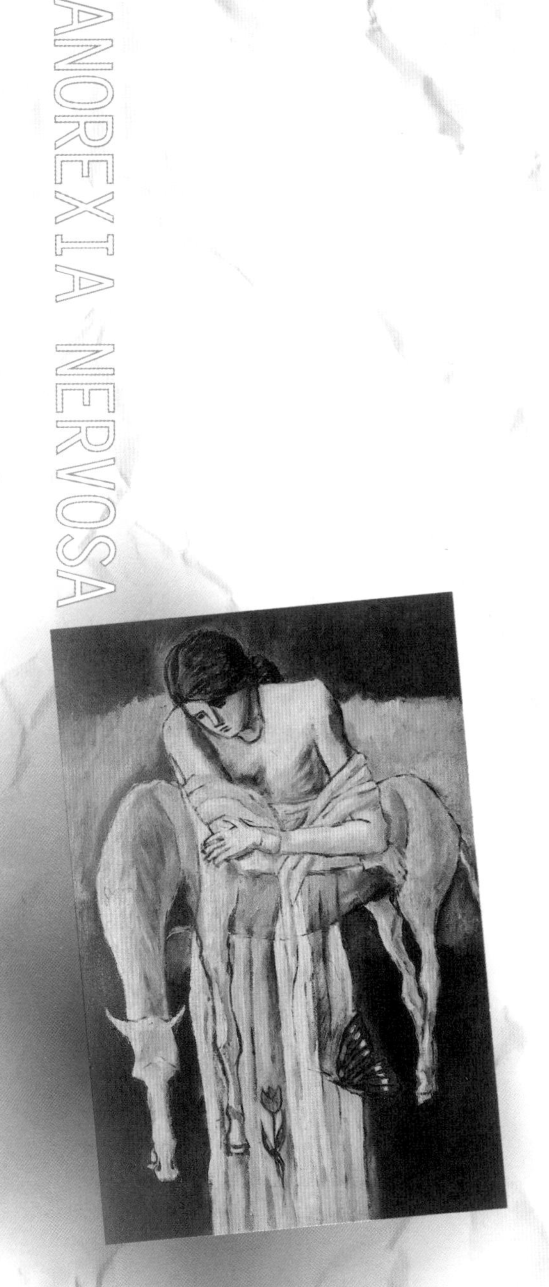

瘦身的祕訣

民國八十六年九月底，我和太太洪美瑱在國父紀念館開繪畫和雕塑聯展，其中有一件美瑱用紙黏土做的雕塑作品——「飄逸」，放在壓克力做的罩子內陳列，尚未翻製成青銅，主要是因爲太纖細了，翻製的人認爲無法做。沒想到最近找到另一位高手，完成這一份艱巨的工作，雖然他最初也沒有自信。我們可以看到舞者纖細的腰身、輕薄的裙子，連腳上纖細如絲的鞋帶，都清晰可見（見圖）。好友來參觀後，立刻抱走一件作品，離開時還對我太太說：「妳好像在做自己呀！」

雖然肥胖是唐朝楊貴妃時審美的標準，可是現代人卻不這麼認爲，而把瘦身做爲最高的準則。有許多胖女人會問我怎麼樣才不會胖？我說要好好做食物控制，她立刻回答說，她喝水也會胖。我說：「這是不可能的，只要將你送到衣索匹亞，保證會瘦下來。」其實人的胖瘦與能量攝取和消耗之間的平衡有密切的關係。攝取少、消耗多，自然會瘦下來。攝取多、消耗少，自然漸漸增胖。不過如何攝取少呢？

人的食慾受到下視丘食慾中樞的控制，有的病人食慾中樞因某種原因受到破壞，以致一直想吃東西，就會不斷的增胖；此外，情緒也會影響食慾。

若想吃，但又想要不胖，這時就得慎選食物的種類，纖維多，卡路里少的食物，會使肚子發脹、易飽，也不易增胖。而油多、能量多的，例如：瓜子類的食品，量看起來雖少，熱量卻驚人。為了減少能量的攝取，外科醫師有時不得已，還得把胃縫得使它體積少一些，這樣可以很快就會飽，也就可以減肥。

在能量的消耗方面，運動雖然是很好的方法，可是若已發胖，不用想也知道跑不動，而且也不易持之有恒。雖然抽煙不足取，不過有趣的是抽煙可使能量的消耗較大，這也是爲何戒煙時體重會上升的原因。

從大學到現在，我的上衣領口大小和腰圍似乎與日俱增，可是我太太的身材似乎永遠不變。不過只要看她吃東西時十分節制，每天至少做韻律體操半小時，我想聰明的讀者應該已經知道瘦身的祕訣。

年紀太了 太胖太瘦皆不宜

畢卡索早年生活窮困，這也反映在他的畫作上。該時期的作品被歸類爲「藍色時期」，因爲圖畫的意境是感傷的，也帶有藍色的色調。而由於造型上的功力，使得這時段的作品，從孤獨的藝人，到落魄的老人，都是那麼動人。而這些形體，並不是反映視覺的現實，而是以主觀的情感創造的。他曾說：「要畫一棵樹，我不必去選擇，也不會去觀察……我的樹不存在於現實，我是利用我心理的，以及肉體的力學去畫。」

在這張畫於一九〇三年「老猶太人」（盲眼的老人和小孩）的作品中，我們可以看到畢卡索以藍色的基調，畫出失明而又瘦弱的老人，旁邊陪伴著兩眼睜大卻無神的小孩，看起來是如此的無助和感傷。

過去的研究認為，就大部分人而言，肥胖對人的健康是有害的。很有趣的是，最近的研究發現年紀大的人太瘦也不好。

美國俄亥俄州大學在七千位七十歲以上的老人的研究顯示，身體質量指數（代表肥胖的程度）在同年齡的人當中，體重排序在最輕的百分之十以內的人，較容易到醫院就診，也較容易住院，而住院時，停留在醫院的期間也較久。最瘦的人與平均體重的人比較，看醫生的機會高了百分之六十至七十。

也許有人會認為這是因為這些人罹患了心臟病、癌症，或糖尿病等慢性病，當然會較瘦，也較容易就醫。但事實上研究者在統計上，於排除這些因素後，瘦而大致健康的人，仍然使用了較多的健康照顧資源。

更令人驚奇的是，七十歲以上的人，體重愈重，死亡率卻愈少。如果沒有潛在的慢性病的話，身體質量指數最高的人比起其他任何重量的人，可以多活兩年。

雖然這個研究並不是暗示「肥胖就是好」，但對年紀較大、體重較輕的人，醫師宜多注意他們的健康狀況。至於爲何細瘦的人死亡率較高，原因仍不清楚。

過去古人用「仙風道骨」描寫細瘦的人，看來對這群人，我們宜多加注意了，以免眞的早早羽化成仙。

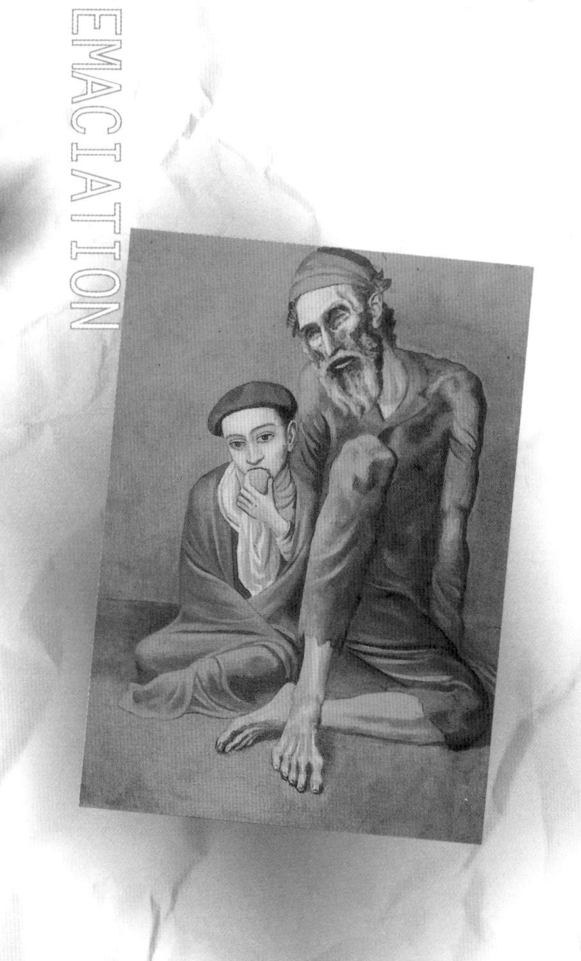

瘦素—控制胖瘦的荷爾蒙

奇斯靈（一八九一～一九五三）出生於波蘭。當他來到巴黎時，認識了畫家莫迪里阿尼和布拉克。他看到莫迪里阿尼畫的裸女時非常著迷，那種鄉愁式的憂鬱，正是奇斯靈的最愛。

在「奇奇的半身像」一圖中，奇斯靈筆下的裸婦有著稍嫌肥胖的身軀，肌膚則呈現透明冰冷的光澤。挺實的乳房，細細的腰，翹翹的臀部，除了線條優美外，還有著斯拉夫式的憂鬱。

畫家用有點肥胖的裸女，來呈現出一種特殊的感覺，這是和現代人為了瘦身，願意花一大筆錢的審美觀，是大相逕庭的。那麼到底是甚麼因素控制人的胖瘦呢？一九九四年，由於研究一種叫*ob/ob*的老鼠爲何會肥胖，而意外發現一種一百六十七個胺基酸的蛋白質荷爾蒙，科學家將它稱爲「瘦素」，它與胖瘦有著密切的關係。

瘦素是脂肪細胞製造的，它會作用在下視丘，來抑制食物的攝取，和促進體內能量的消耗。當體重減輕，也就是脂肪細胞的量減少時，瘦素就會減少，這時它會影響到下視丘，使得食物的攝取增加，能量的消耗減少，這樣就可以使身體恢復體重。此外，這時生殖功能會受影響、體溫降低和副交感神經作用增加。

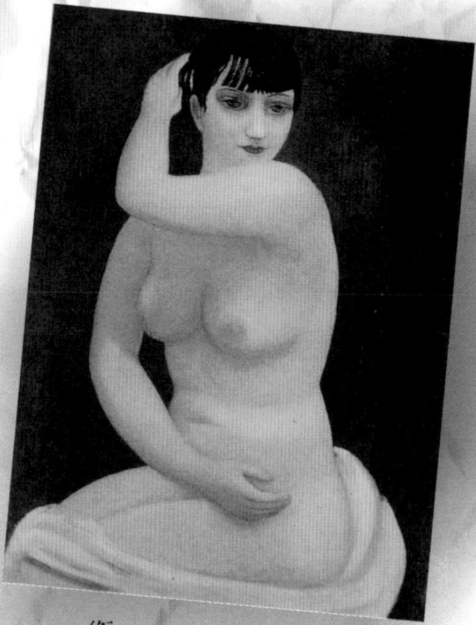

相反的，肥胖時，脂肪細胞的量增加，瘦素的分泌也會增加，作用在下視丘，使得食物的攝取減少、能量的消耗增加、交感神經的作用加強，這樣可以讓體重恢復正常。因此瘦素是維持身體胖瘦均衡很重要的一個荷爾蒙。

在*ob/ob*的胖鼠，由於製造瘦素的基因發生突變，以致於老鼠即使再胖，也不會發出肥胖的訊息（瘦素），因此下視丘無法瞭解身體已經肥胖，使得這種老鼠的體重是平常老鼠的三倍，脂肪則是平常的五倍。此外，還有一種*db/db*的老鼠，因為缺乏瘦素的接受器，即使血中瘦素的濃度高，也無法讓下視丘感覺到已經肥胖，因此同樣也呈現肥胖的外表。

在人類，身體脂肪的量和血中瘦素濃度呈正相關，也就是說肥胖的人血中瘦素的濃度較高。可能這些人因爲瘦素接受器較不敏感（就像成年人的糖尿病一樣，血中胰島素濃度正常或稍高，但胰島素接受器較不敏感），無法讓下視丘感覺到已經肥胖，以致體重維持在較高的範圍。如果控制飲食的量，血中瘦素的濃度就會減少。可是瘦素減少會讓胃口增加，這也就是爲何要靠控制飲食來減肥，容易失敗的原因。

目前在狗和老鼠身上注射瘦素已經證明可以減肥，至於在人的治療效果如何，則仍有待觀察。

AND FAT

LEPTIN

NO.5

飄逸　　洪美瑱　1995　黏土　31×145×40公分

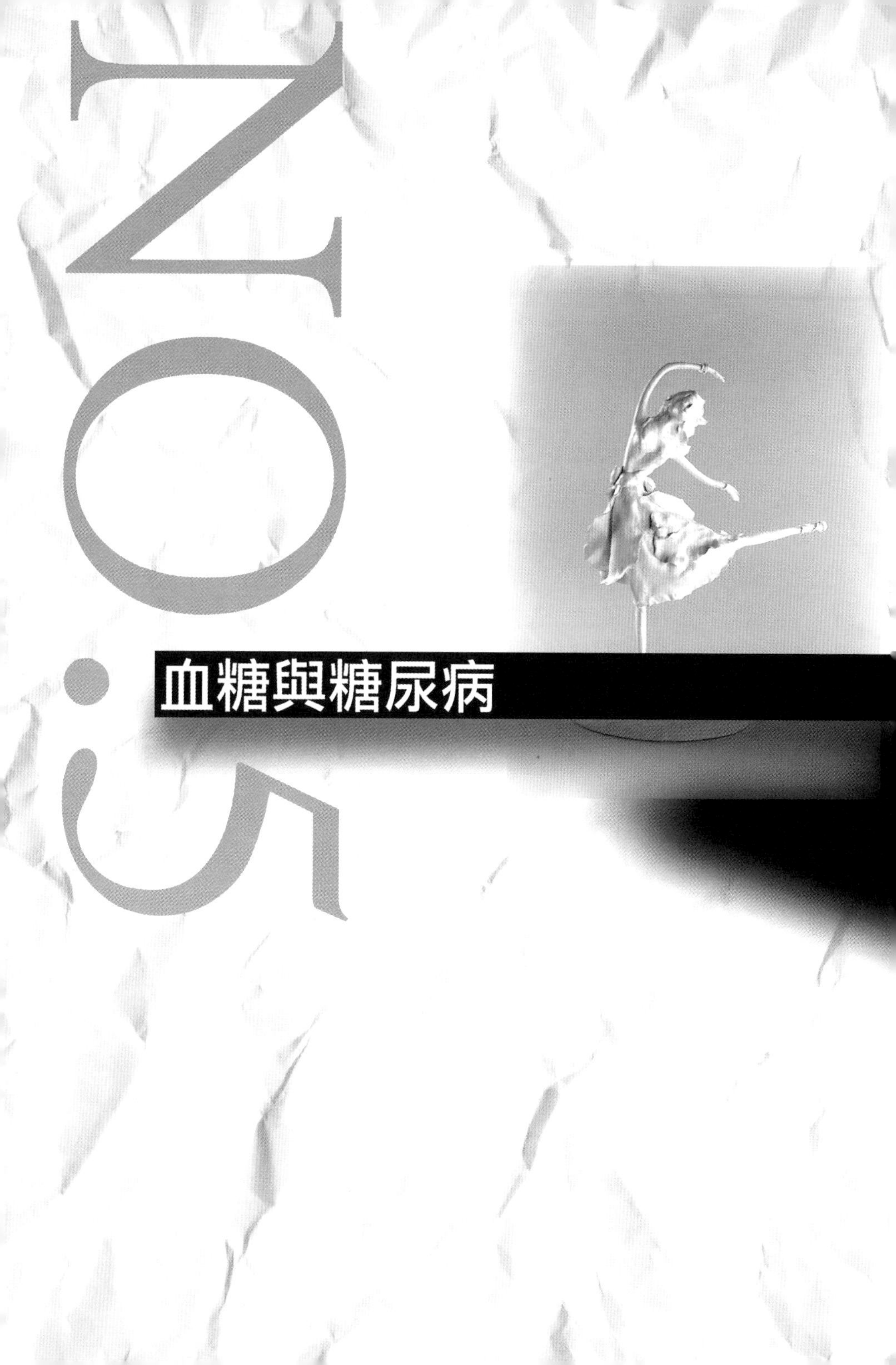
NO.5
血糖與糖尿病

基因重組製造胰島素

提香（一四八七～一五七六）是威尼斯派的代表畫家，威尼斯派注重色彩的美麗，而翡冷翠派（如達文西、米開朗基羅）則注重造型。提香特別擅長金色，米開朗基羅（一四七五～一五六四）看到他的色彩後稱讚地斷言：「如果形象再準確些，就會成爲世界第一畫家」。

在裸體畫方面，提香的「烏畢諾的維納斯」（一五三八年作，現存放於烏菲茲美術館）更是一代傑作，被形容爲「非常美麗而精緻的，被花與巧妙布幕包圍的，橫臥的青春維納斯」，「精練的顏料堆積、透明色彩的淡淡陰影構成的肉體及白色布料的形態，巧妙表現得如此驚人」。除了維納斯外，還有正在取衣服的侍女，右邊縮成一團的狗，和對著黃昏天空形成剪影的窗邊植物，構成了溫暖而富詩意的一幅圖畫。

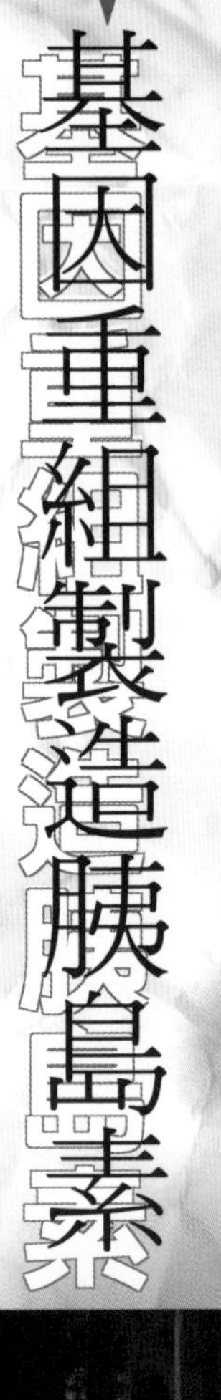

狗除了是畫家喜歡描繪的題材外，在科學界亦是重要的實驗動物。一九二一年加拿大人班庭想要從胰臟分離胰島素來治療糖尿病病人。他先將狗的胰管結紮，使胰臟分泌消化液的細胞萎縮，再從胰臟萃取胰島素，這時胰島素就不會被消化液破壞。在一九二三年，由於他首先成功分離出胰島素，而且眞正能夠治療糖尿病病人，因而得到諾貝爾獎。

雖然最初胰島素的萃取用的動物是狗，但後來則是牛和豬。牛的胰臟所萃取的胰島素和人的胰島素差了三個胺基酸，因此比較容易產生抗體，打到後來藥效會減弱。豬的胰島素和人的胰島素只差一個胺基酸，就比較不會產生抗體。在沙烏地阿拉伯，他們不吃豬肉，也不能用豬的胰島素，只能用牛的，這樣對病人並不太好。

由於科技的進步，現在已經可以將人的製造胰島素的基因種入細菌中，讓細菌製造人的胰島素，這叫做基因重組技術。將細菌製造的人的胰島素純化後，得到的胰島素就和人的胰島素完全一樣，打到人的身上效果就很好。目前阿拉伯用的胰島素就是這一種。此外現在治療矮小用的生長素，還有尿毒病人用的紅血球生成素也都是這樣製造的。

狗其實是很可愛的動物，就養寵物而言，愛牠就不要害牠。不過有時爲了造福人類要作動物實驗而傷害到牠，這也是不得已的事。

新的胰島素與低血糖症

民國七十三年我奉台大醫院之命，到沙烏地阿拉伯服務一年。沙烏地是個很特別的地方，除了沙漠以外，就是對宗教的虔誠。他們信的是回教，一天要祈禱五次，到處可以見到清眞寺（見圖），寺內牆壁上可以看到用阿拉伯文寫的很漂亮的文字圖案。

他們有一個很特別的節日，叫做Ramadan，或稱「齋戒月」。在這一段期間內，天亮以前可以吃東西，天亮以後除了喝水，就不可以吃東西，直到天黑。

有一次，急診處來了一個昏迷的病人，住院醫師看了以後，認爲是中風，讓他住到我負責的病床。我一看之後，覺得不像中風，就問他的數位太太（阿拉伯男人一共可娶四位），他過去有什麼病，結果她們說有糖尿病。我又問她們有沒有治療，她們回答說注射胰島素，而且即使齋戒，也仍然打針。我一下子就猜出病人是因爲胰島素注射過量造成的低血糖症昏迷。於是請護士測血糖並注射葡萄糖水，病人一下子就醒過來，而且喊肚子餓。阿拉伯人看到這麼戲劇性的變化，直呼：「中國人第一！」

我們常用的胰島素有兩種：一是清的，或稱常規胰島素；一是濁的，或稱NPH胰島素。清的胰島素常在飯前一小時給予，作用時間可以到十至十二小時。由於它由六個分子組合在一起，注射以後慢慢才分開，因此開始作用的時間較慢，結果可能吃飯後血糖上升，但胰島素尚無法發揮作用，等到它發揮作用，病人的食物造成的血糖上升已經過了，這時反而導致低血糖症，讓病人感覺不舒服。

胰島素是蛋白質荷爾蒙，由A鏈和B鏈組合而成，A鏈有二十一個胺基酸，B鏈則爲三十個。科學家將B鏈第二十八、二十九個胺基酸次序對調，就比較不易形成六個分子的聚合物，但也不會干擾它降血糖的作用。這樣只要在吃飯前馬上注射胰島素，就可以在十五到三十分鐘發揮作用，在三十到九十分鐘到達尖峰，一共作用時間是三個半到四小時。這種藥叫做Lispro（即兩個改變的胺基酸的名字）。

如果遇到齋戒月，病人只要吃飯時才打針，不吃時不打針，就不怕會發生低血糖症。

吃甜食血糖不增加的方法

民國七十三年我到沙烏地阿拉伯霍埠法哈德國王醫院服務一年，在星期三的下午（相當於我們的週末）會開車到海邊玩。除了沙漠以外，我們常常可以看到椰棗樹。椰棗採下來以後曬乾，是十分甜又好吃的食品，也是沙烏地阿拉伯重要的食物之一。

這幅「波斯灣海邊」是我在Uqair海邊用宣紙和水彩畫的作品。我用水平自然的揮灑，勾畫出天空、海和沙漠，再用垂直的線條將椰棗樹點綴於其中。雖然在阿拉伯的日子是用黑筆在日曆上打叉度過的，可是於畫圖的短暫時光中，卻又幾乎忘我。

阿拉伯的女人雖然有的十分修長漂亮，但很多人卻是矮短肥胖。我曾爲她們做過統計，平均身高一百五十多公分，體重卻有五十七公斤。我想這可能與沙漠氣候的天氣炎熱，再加上阿拉伯女人不輕易拋頭露面，常常待在家中，不常運動有關。此外，她們吃了很多像椰棗這樣的甜食，也扮演一個重要的角色。

我們吃了澱粉類或含有蔗糖的甜食以後，會在腸中受到葡萄糖苷酵素的作用，分解成葡萄糖，再吸收到血中，使血糖上升。這時胰臟的貝他細胞會分泌胰島素來使血糖進入細胞中，因此可以維持血糖在正常範圍內。糖尿病病人由於胰島素的作用不夠，或分泌不足，會讓血糖上升。

如果要讓糖尿病病人的血糖恢復正常，一是減少糖份的攝取；一是增加胰島素的量和作用。有一種藥物叫acarbose（Glucobay），可以和葡萄糖苷酵素結合，抑制其作用，使它無法分解澱粉，這樣就不容易變成葡萄糖，吸收到血液中。此外，它也可以抑制蔗糖酵素，使它無法分解成果糖和葡萄糖，因此吃了蔗糖，血糖也不會上升。但在小腸沒有分解的澱粉到大腸後，受到細菌作用，會產生氣體以及滲透壓性下痢，因此宜從低劑量開始治療。

想吃一點甜食又擔心血糖上升，是最難過的事。有了這種藥物，想吃甜食就可以吃。從我個人的觀點看來，也許這是最大的好處呢！

控制血糖 防止視網膜病變

民國七十九年，我到丹麥哥本哈根學習甲狀腺及副甲狀腺超音波檢查。沿著岸邊散步，可以看到小美人魚銅像，她是哥本哈根的地標。哥本哈根人很重視文化與藝術，只要走幾步路就有一間博物館或美術館，即使它的規模很小。

有一次到一間樂器博物館參觀，我覺得古老的樂器很漂亮，就拿起自動照相機按了一下快門。沒想到鎂光燈才閃了一下，照顧博物館的老婆婆就走過來對我說：「先生，爲了讓我們的後代子孫也能夠參觀欣賞這麼美好的東西，是否可以請您不要使用鎂光燈？」讓我覺得既慚愧又感動。

記得八十七年九月十四日，畢卡索的作品到達台灣拆封，記者不斷地在那裡搶鏡頭，鎂光燈對著畢卡索的畫作「瞎眼的老婦——賽蕾斯汀」照個不停，讓我回想起我在哥本哈根樂器博物館的難忘經驗。

美好的作品在多次的鎂光燈照射後容易變質，這已是重要的博物館一再反對觀眾使用鎂光燈的理由之一。而我們的眼睛，也不大適合強光的照射，因爲這會傷害視網膜，因此在雪地裡有強烈的反光時，應戴太陽眼鏡。而我們演講時使用的雷射光筆說明書上，亦特別強調不要對著眼睛照射。

不過很有趣的是，糖尿病病人如果不好好控制血糖，眼睛可能會出現視網膜病變，這時眼底會有微小動脈瘤、出血，甚至視網膜剝離和失明。出現糖尿病視網膜病變時，可能反而需要利用雷射來照射，又叫光凝固法。它能破壞微小動脈瘤，減少出血的機會。

十一月十四日是首先萃取胰島素成功，並將之用於治療糖尿病病人的一九二三年諾貝爾生理及醫學獎得主——班庭的生日，也是世界糖尿病日。大家應多多注意檢查血糖，特別是四十歲以上，或是父母親有糖尿病病史的人。若發現有糖尿病，就要好好控制血糖，以避免發生糖尿病視網膜病變，和其它慢性併發症，例如腎臟病、神經病變、中風、心肌梗塞，和腳部潰爛等。

NO.6

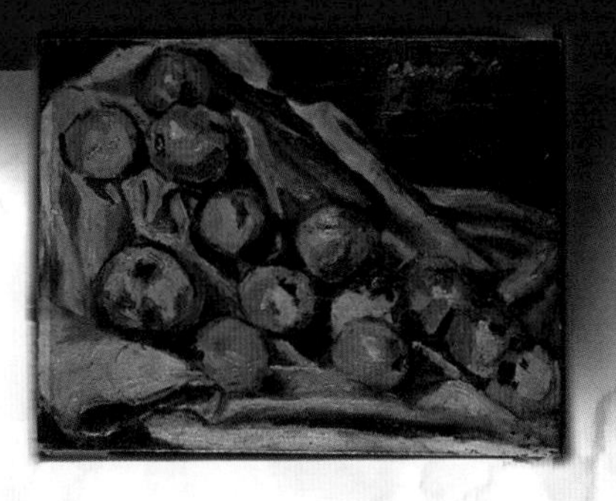

布上的水果　　　張天鈞　1970　油畫　10F

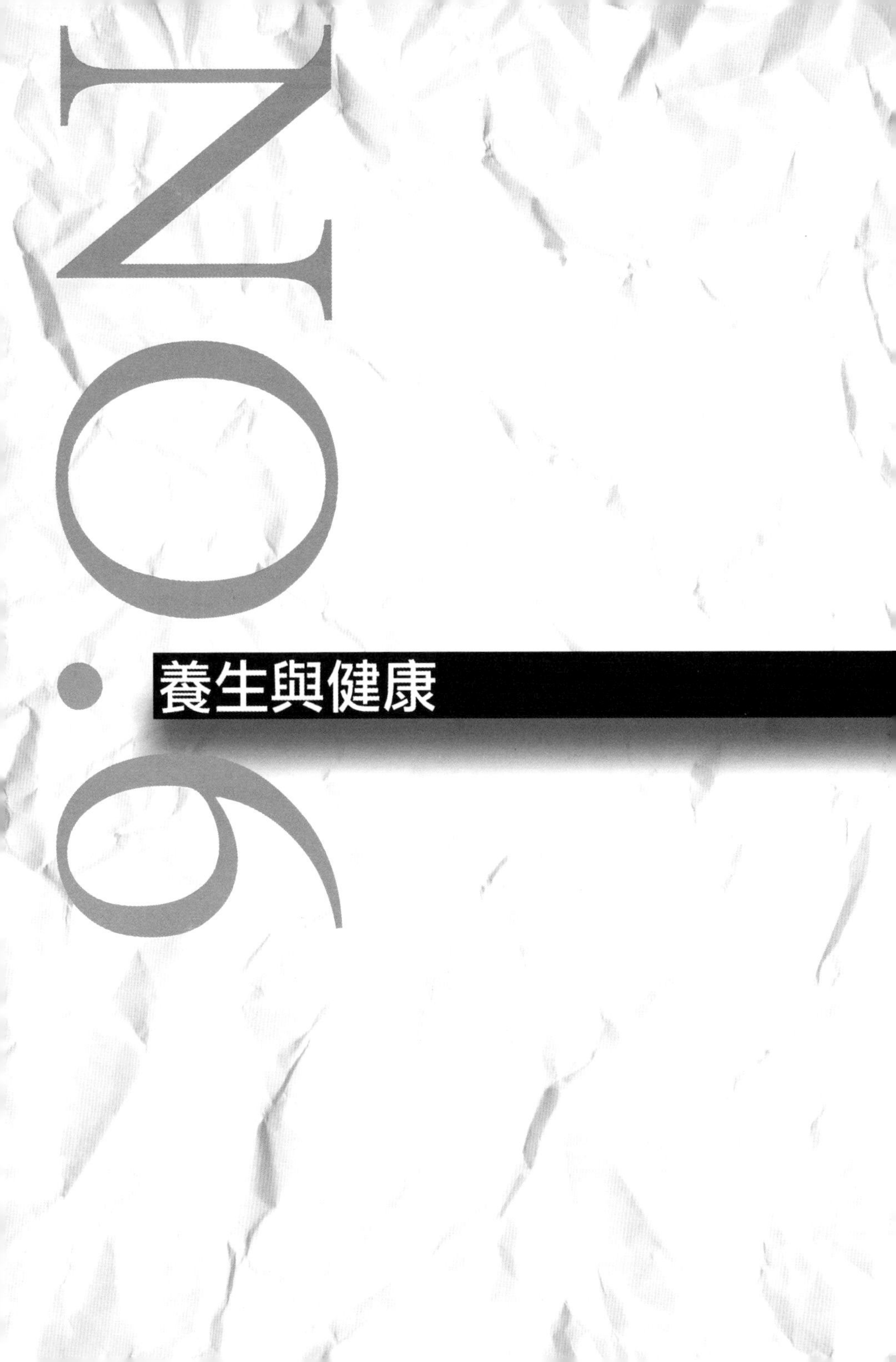

No.9

養生與健康

適度的喝酒可預防心臟病

雷諾瓦是十九世紀偉大的法國印象派畫家，他的人物畫頗受好評，由於在十三歲時曾經做過磁器的彩繪師，在咖啡杯上畫小花和田園的景色，因此他的圖畫充滿光彩和亮麗，色調柔和，而且有如磁器般的光滑。

他曾接受格萊賀教授的指導。格萊賀看過他的畫後，冰冷的跟他說：「你顯然只爲娛樂自己才作畫。」，雷諾瓦回答道：「如果作畫沒有帶來快樂，我是不會畫的，這點你可以肯定。」我認爲這是很重要的觀念，如果畫家本身畫得很難過，怎能期待

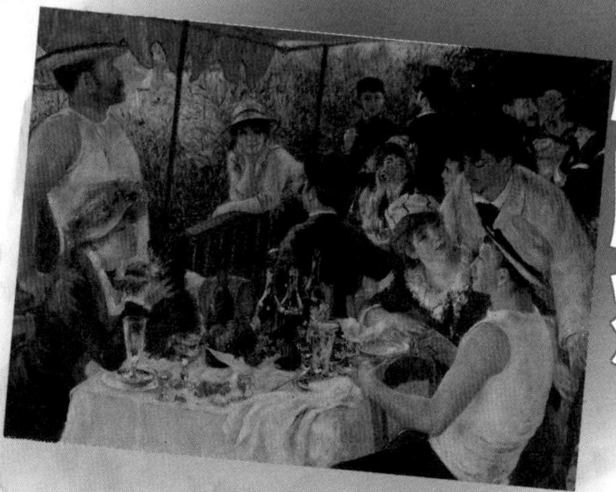

觀賞者會有快樂的感覺呢？雷諾瓦認爲畫圖是很快樂的工作，而這件工作又成爲他的職業，我想他是世界上最幸福的人。

在雷諾瓦這一幅畫於一八八一年的「船上的午宴」中，畫家畫了一些人優閒的在聊天和享用美好的食物，圖左是雷諾瓦夫人抱著一隻小狗在玩，桌上放著好幾瓶葡萄酒，還有串串的葡萄，顏色豐富、筆觸柔和，充滿著光和色彩。

常常有人說「喝酒傷肝，不喝傷心」，那麼喝了酒以後是不是可以保護心臟呢？根據澳洲科學家的研究，他們調查有沒有喝酒以及如何喝酒，和急性心肌梗塞發生率的關係。結果發現每天小酌一、二小杯，每星期喝個五、六天，心臟病發作的機會比沒有喝酒減少到三分之一以下，可是如果每星期喝一、二天，而每次喝得很多，則心臟病發作的機會反而增加。因此小量而規律的喝酒對心臟是有益的，但對有肝臟病的人並不適合。不過如李白式的狂飲對心臟和肝臟都是有害的。

至於適度的喝酒爲何有保護心臟的功用呢？可能是經由抗血栓的效果。我想凡事過猶不及，喝酒也是這樣。

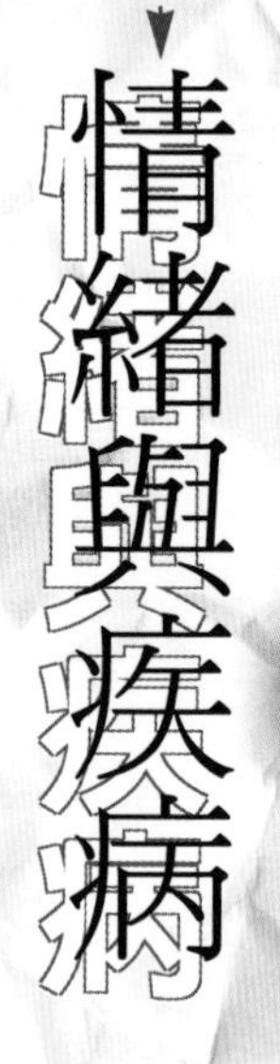

梵谷是世界有名的畫家，但傳說在世時只賣出一張名爲「紅色葡萄園」的作品。因爲癲癇加上生活窮困潦倒，梵谷在三十七歲時舉槍自殺。梵谷的生命雖然短暫，卻於在世的最後十年中留下了無數震憾人心的作品。

在他寫給弟弟思奧的信中，他這樣說道：「去年夏天你拿米勒的巨幅木刻畫『牧羊女』給我看，當時我心想：單單一條線表現了多麼豐富的東西啊！當然，我不以爲自己能像米勒，只用單一線條，就表現得如此豐富，但我設法在這人物裡加入一點情感。但願這張素描（見圖）能取悅你，我自認爲『哀傷』一圖是我迄今畫過的人物中最好的……。」

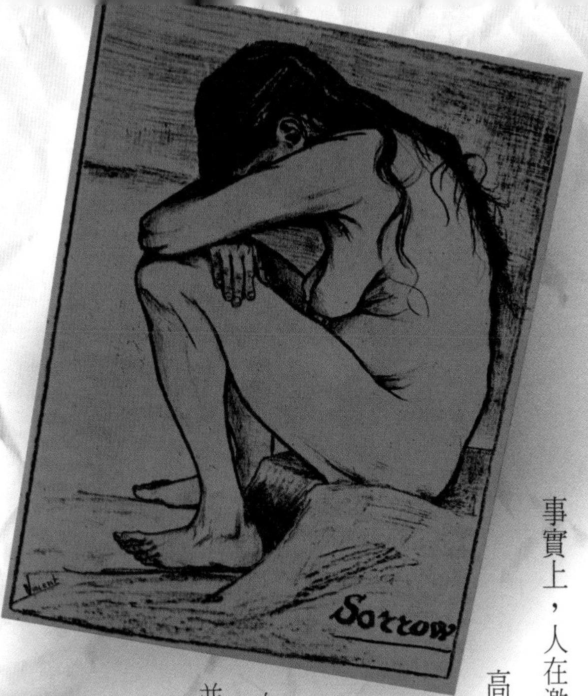

梵谷以和他同居的克麗斯汀爲模特兒，畫了兩張名爲「哀傷」的粉筆素描：一張有背景，一張無背景（如圖），他用很剛勁單純的筆觸，勾勒出埋著頭的女人輪廓，表現哀傷的情感，令人震撼。他也曾說：「我相信在素描中，由於在興奮狀態下，工作時手的異常顫動，它所引起的特殊效果，會比使用材料產生的作用大。」他在激動狀態下畫的素描，很自然的引起觀賞者的共鳴。

Sorrow

事實上，人在激動或壓力的情況下，身體許多荷爾蒙的分泌會升高，最迅速的當然就是交感神經素，此外，腎上腺皮質素、生長素、升糖素、泌乳素都會上升。交感神經素的上升可以使心跳加速、血管收縮，至於腎上腺皮質素、生長素、升糖素等都可以使血糖上升。泌乳素的作用由於只是短暫的上升，並不會使人分泌乳汁。

過去曾有許多民意代表或者政府官員，在質詢或備詢時，因爲情緒太激動而發生腦中風的現象。這是由於交感神經素突然上升，使得血管收縮、心跳加速、血壓上昇，導致腦中風。而長期處於這種壓力狀態，也容易引起心臟病。這是爲何幽靜恬適的生活是長壽的秘訣之一。

長期的壓力使得皮質類固醇濃度較高，也會抑制白血球的功能，使得身體的抵抗力降低，這樣就容易得病。

總之，情緒與疾病的發生有密切的關係。雖然世間不如意事十常八九，看淡一切，處之泰然，再加上飲食節制、適當運動，若再有好的基因遺傳，長命百歲，其實不難。

均衡飲食　健康長壽秘訣

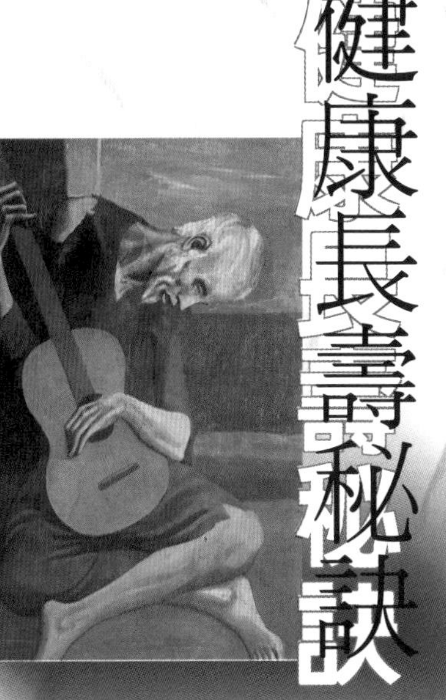

畫家畢卡索在二十歲出頭時經濟情況不佳，在巴黎時與友人共居一室一床。畢卡索晚上不眠不休的工作，白天他朋友上班時，才利用他的單人床休息。他往來於巴黎和西班牙巴塞隆納、馬德里之間。一九〇三年，畢卡索受畫家葛雷柯的影響，畫了「彈吉它的老人」這張圖，畫中被拉長的肢體，瘦長的手腳，讓人不禁聯想到葛雷科的畫風。

畫面中的老人是個瞎子，看起來像個乞丐。畫家用上抬的左肩，下垂的頭部，刻意安排的手腳，把可憐的姿態刻劃入微。而整幅畫除了淡咖啡色外，以藍色爲主調，使得畫面顯得更爲哀愁。這是畢卡索藍色時期最典型的作品之一。

貧窮可能使人淪爲乞丐，但很有趣的是雖然阿爾巴尼亞人生活在歐洲最貧窮的國家，成年人的死亡率卻最低。一九九七年十二月的《刺絡針》雜誌最近就有一篇論文討論爲何會出現這樣的怪現象。

結果研究者發現，可能是因爲他們的食物不豐盛，熱量偏低，此外買不起肉類製品，結果是水果和蔬菜偏多，而且他們用的是橄欖油。

研究也顯示，阿爾巴尼亞人的心臟病死亡率低於英國人的一半，與義大利相似，而義大利人的食物也是水果、蔬菜、橄欖油較多，熱量、肉類和牛奶製品偏低。

雖然阿爾巴尼亞人由於貧窮，嬰兒的死亡率是全歐洲最高的，但到了十五歲時，預測的壽命就與英國相當，以後就優於英國。可以說，貧窮雖然給阿爾巴尼亞人帶來食物上的缺乏，但也因此帶給他們健康長壽。

現代人爲了長壽，常常追求什麼健康食品，我想這篇研究報告帶給大家有關健康長壽的密訣，在飲食方面，最簡單而直接的回答。

散步有益健康

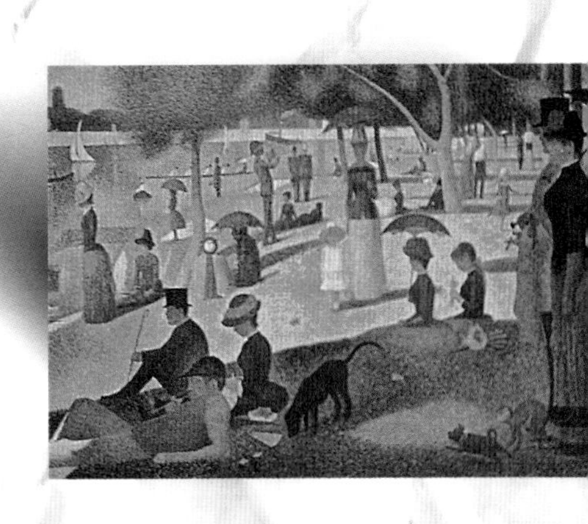

十九世紀末葉「印象派」發展至最高峰，緊接著誕生了「新印象派」，亦稱爲「點描派」或「分割派」。他們將色調分成太陽光的七顏色，以這些色彩小點作畫，而把調色的工作讓觀賞者的視覺自己來完成。由於保存了色彩本身的純度與明度，因此畫面色調特別鮮明活潑。

秀拉是點描派的代表畫家，二公尺×三公尺的大作「星期日午後的嘉特島」更是其畢生傑作。這張油畫描寫法國塞納河嘉特島上悠閒的星期日下午，人們在島上曬太陽或散步，當然也有狗在玩耍，有趣的是還有猴子。有許多人拿著陽傘遮太陽，這和我們在國外旅遊時，發現歐洲人不打傘，拿陽傘的都是我們東方人大異其趣。

大家都知道運動對健康的維護很重要，也許在心目中認爲打高爾夫球、籃球、網球、羽毛球、慢跑等才是眞正的運動，其實並不一定。有些運動不但奢侈，還要考慮到運動傷害。至於散步在大家的觀念中，也許認爲這算不上什麼運動，可是最近《新英格蘭醫學期刊》卻出現一篇有關走路與死亡率的研究報導。

研究者調查檀香山七百多位沒有抽煙的退休男人，每天走路的長遠，然後做十二年的追蹤。有趣的是每天走路少於一．六公里的人死亡率是每天三．二公里的人的兩倍。活動最少的人七年內累積死亡機會相當於活動力強的人十二年的累積死亡機會。走路的距離與死亡率成反比。

這個研究告訴我們年紀大時若走得動，應每天多走動，這樣對健康是有益的。

我常常在想，其實人和大自然很類似。高血壓的病人就像湍急的河流容易沖破堤岸，因此容易腦出血中風。而不流動的溪流容易發臭和堵塞，因此每天多多在公園走動，對身體有很大的助益。並不一定要打高爾夫球，花錢又花時間，才是有益健康。

抽煙與健康

十九世紀法國畫家賽尙是一位很獨特的藝術家，他很有名的一句話就是：「自然的一切皆可由球形、圓椎形、圓筒形表現出來。」這對立體派有深遠的影響。

他的作品給人的第一印象是有堅實的結構和濃厚的感情，即使靜物畫也是如此。他的蘋果靜物畫更是深受世人喜愛。傳說有人要用很低的價格買他的作品，他就割了畫中的一個蘋果給他。

圖中這幅「玩牌者」的作品大約完成於一八九〇年，現存放於巴黎印象派美術館。他用堅實的素描手法來描寫兩位玩撲克牌的先生，其中一位還抽著煙斗。斜對角的左上二分之一以紫色調爲主，右下方則爲黃色調，剛好成爲美麗的對比。

其實不論是圖中的抽煙者或坐在對面吸二手煙的人，二人都同樣遭受煙害。甲狀腺機能亢進的病人如果吸煙，眼睛比較會酸澀、不舒服或凸出來，這就應驗了一首西洋流行歌曲的歌名「情煙把眼迷」(Smoke gets in your eyes)。

最近發表於美國醫學會雜誌的一篇文章，用超音波機器測量頸動脈壁的厚度，顯示抽煙會讓頸動脈壁硬化，更糟糕的是，即使老煙槍戒掉抽煙的惡習，動脈的受損仍然持續進行。雖然如此，戒掉總比繼續抽煙好。

吸煙對心臟血管的影響，可以來自於一氧化碳，或由於煙中的尼古丁造成血管收縮。由於血管受到了破壞，導致動脈粥狀硬化，使動脈壁加厚。這樣的變化如果出現在冠狀動脈，就容易造成心臟病。當然也可以影響腦血管從而導致中風。對糖尿病病人或高血壓病人，危害更大。

科學家的研究也顯示，即使抽二手煙的人，也會受到影響。與抽煙的人太靠近，若每星期至少一小時以上，血管變硬的危險性將比別人高百分之二十，這時就如同抽煙較少的人一樣。

現在很多年輕少女有抽煙的習慣，實在令人擔憂。雖然表面看起來很酷，而且有女男平等的感覺，但以長遠的眼光看來，是禍不是福。

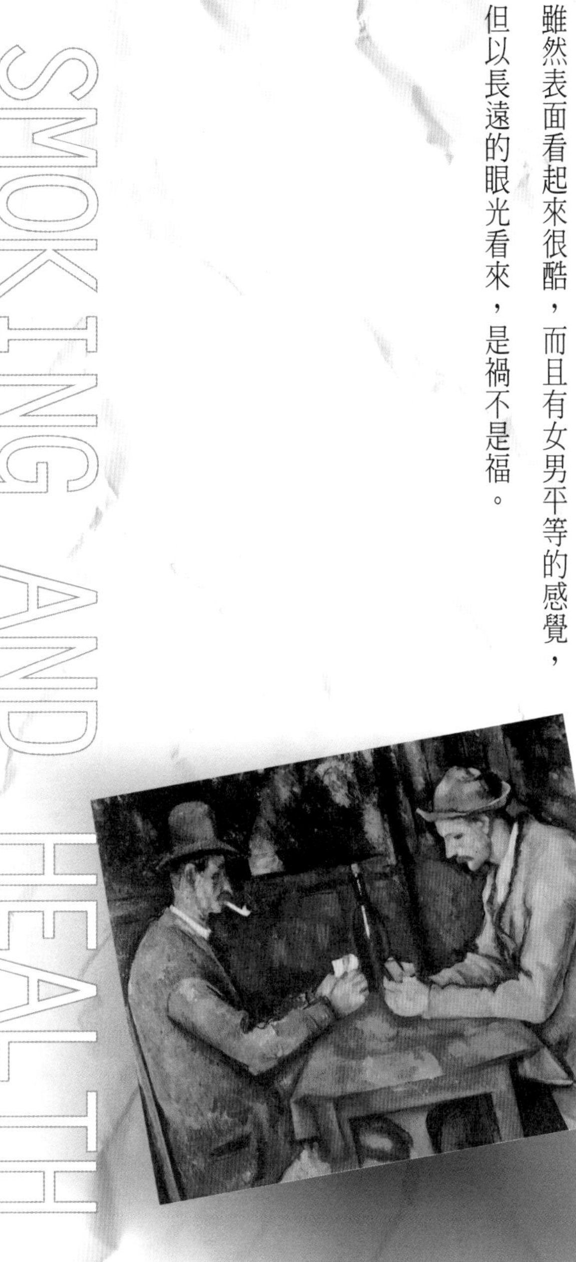

高級知識分子的緊張性頭痛

世界知名畫家梵谷（一八五三～一八九〇）在法國南部阿爾作畫時，邀請住在大溪地的高更來他那兒一起創作。一八八八年，兩人在黃色的屋子內無休止的爭論，使梵谷拉緊了每一條神經。他無法應付高更冷靜的辯論，也無法和他那鋼鐵般堅強的神經相比。高更曾寫信給梵谷的弟弟思奧說：「令兄的確有些憤怒，我希望可以使他慢慢冷靜下來。」「我與梵谷意見相同者甚少。」

梵谷最後在與高更吵架後，於心神混亂中，割下了自己的一隻耳朵，並將他送給一位妓女。

一八九〇年，他轉赴奧維，與業餘畫家嘉舍大夫認識。梵谷原來是想給他治療，不料醫生比病人還要憂鬱，而且坐立不安。梵谷曾說：「我想我們不可仰靠嘉舍大夫；況且他的病若不比我的嚴重，至少也相等。讓一個盲人引導另一個盲人，兩人不都可能一起跌入溝裡嗎？」

雖然如此，兩人還是成了很好的朋友，梵谷還爲嘉舍大夫畫人像畫（見圖）。畫中的嘉舍「悲哀而溫柔，卻又明確而敏捷」，左手按著指頂花，右手托腮，看起來是如此的憂鬱和疲倦。

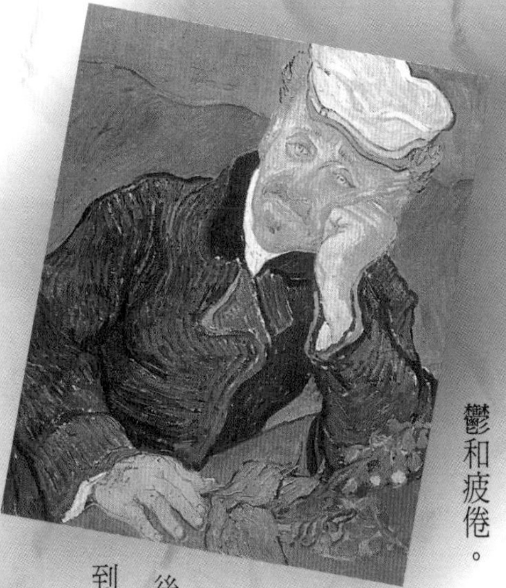

一八九〇年，梵谷自殺去世時，嘉舍守在床邊，還爲梵谷畫了一張瞑目的頭像，也算是一種無奈的回報吧！

梵谷因爲精神太緊張，以致癲癇不斷發作，最後自殺身亡。而治療他的嘉舍大夫，看起來也好不到那裏去。

事實上根據最近發表在美國醫學會雜誌的流行病學調查顯示，發作性的緊張性頭痛，其盛行率爲百分之三十八，而以三十至三十九歲的人最多，女人又比男人盛行率高了百分之十六。白人比黑人多，不管男女皆是如此。而研究所畢業的人其盛行率最高，到達百分之四十九。但慢性持續性頭痛的人只有百分之二．二，教育程度也較低。

這個研究顯示陣發性的緊張性頭痛是相當常見的。教育程度高的人，壓力較大，也較容易出現頭痛。這就應驗了一句話：「傻人有傻福」。

在這個生活緊張忙碌的社會，也許有時裝瘋賣傻可能日子會過的較舒服些。梵谷和嘉舍大夫都太敏感了，這對健康是有害無益的。

吃魚與健康

一九二四年，畫家夏卡爾很喜歡看馬戲團表演，做了一連串的描繪，也成爲以後繪畫很好的題材。

在這張繪製於一九五〇年的油畫「藍色馬戲團」當中，畫家在中間畫了一位邋鞦韆的女孩，在高空中倒轉。她戴著皇冠樣的裝飾，短褲上繡滿了花，胸衣上和褲邊還鑲有蕾絲。右下角則另外還有一位玩著呼拉圈的少女。中間下方綠色的馬，大大的眼睛讓人聯想到優雅和憂愁。右圖是圓圓的月亮和小提琴。左上方還有一尾大大的魚。

畫家以藍色爲主調，配上紅色身軀的少女，綠色的馬、黃色的月，和紫粉紅色的花。

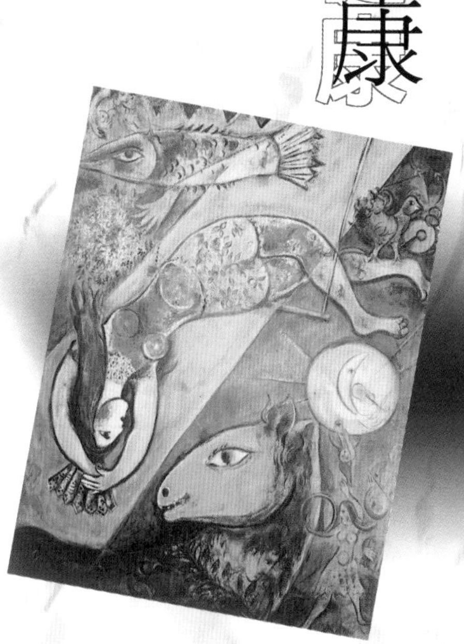

在藍、綠、紅、黃、紫的對話中，看起來就像夢中的世界。

魚除了是畫家作畫很好的題材外，與健康也有密切的關係。雖然機轉並不是很清楚，但過去認爲會降低心臟血管疾病死亡的機會。根據民國八十七年一月在《美國醫學會雜誌》發表的一篇文章，研究者追蹤二萬多位男醫師十一年久，他們觀察吃魚與突然死亡的關係。

結果顯示百分之三的人很少吃魚，百分之十一的人每星期享用魚至少五次。在追蹤當中，有一百三十三位突然死亡。

每星期如果至少吃魚一次，就可讓突然死亡的機會減少百分之五十以上。而且吃魚也可減少總死亡率，但在心肌梗塞或總心臟死亡率上並沒有影響。

這些結果再度證明吃魚對健康有益，它可以減少突然死亡，可能是因爲它能夠預防心律不整。

事實上魚肉不像牛肉、豬肉，吃起來牙齒比較不必花力氣，纖維也不會塞滿牙縫。因此除對健康有益外，吃起來輕鬆愉快，也是好處之一呢。只不過不要被魚刺扎到了！

肚量大 脾氣小 常微笑 病就好

每天從臺大醫院下班時，常常從忠孝東路左轉八德路，然後上新生北路高架橋。左轉八德路時，在馬路的左邊可以看見白千層、廣場，和一棟很古老獨特的建築，那就是昔日的臺北酒廠。雖然現在已經廢棄不用，但是由於建築相當獨特，我特地下車用照相機將它拍下來，變成我油畫「寧靜」中的一景。此外，我畫一隻慵懶的肥貓躺在古井邊、月夜下打盹，整張構圖讓人有一種平靜詳和的感覺。這是我一九九七年的作品。

其實心情的寧靜，也就是心平氣和，對維護身心健康是相當重要的。繁忙、生氣和焦慮，會使交感神經素不斷的分泌，使得血壓上升，久而久之，容易產生腦血管病變，也就是中風。

最近我收到來自鳳山「南方一指南天佛院」的幾張修身養性的傳單，可能是他們看了《中國時報》的文章才寄給我的。其中有一張「十大日勉」，提到人應該：一，肚量大一點；二，嘴巴甜一點；三，行動快一點；四，效率高一點；五，腦筋活一點；六，理由少一點；七，做事多一點；八，脾氣小一點；九，說話輕一點；十，微笑露一點。

在十大日勉中，肚量大、脾氣小、常微笑，可以讓人比較不會生氣，對心臟、血管的健康維護是有幫助的。而做事多，可以增加運動量，減少體內的脂肪，這樣到了中年，也比較不會出現糖尿病。即使有，血糖也比較好控制。

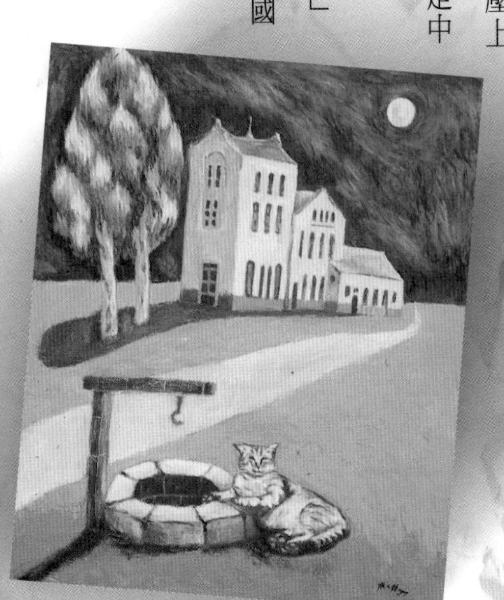

至於嘴巴甜、行動快、效率高、腦筋活、理由少，其實是得到上司賞賜的最佳行動準則。在公司內能得到重視，日子自然過的快樂，薪水也會上升的快，當然對健康也是有利的。

人體很多細胞，例如：血球，不斷的在分裂，產生新的細胞。在細胞核基因複製時，可能有些是有差錯、不正常的，這些細胞可能轉變成癌細胞。若我們的免疫系統正常，就會將不正常的細胞清除。可是若壓力太大，會影響到免疫系統的正常功能，也就比較容易產生癌症。

總而言之，每天不要忘了儘量保持心情的寧靜與生活的幽默，自然福樂綿綿。

培養休閒興趣 有益身心健康

大溪地島因爲畫家高更（一八四八～一九〇三）而聞名於世。在他去大溪地之前，曾是富有的股票經紀人，只有在晚上和假日才去修藝術課。馬內當時看到剛出道的他的畫作時，說他畫得非常好。高更回答道：「噢！我只是個業餘畫家。」馬內卻說：「不！業餘畫家是指那些畫得很糟的人。」

聯邦銀行於一八八二年宣布破產，法國證券市場崩潰，許多雇員被裁，高更也丟了工作，這時他開始以繪畫爲生。他曾在大溪地畫了很多作品，例如這張「幾時結婚呀？」就是用鮮豔的色面，描繪大溪地的兩位女孩。女性健美的古銅膚色，配上紅色的裙子，亮黃的天空，藍色的山脈和綠色的大地，顯現出大溪地鮮明、獨特和具旺盛生命力的感覺。

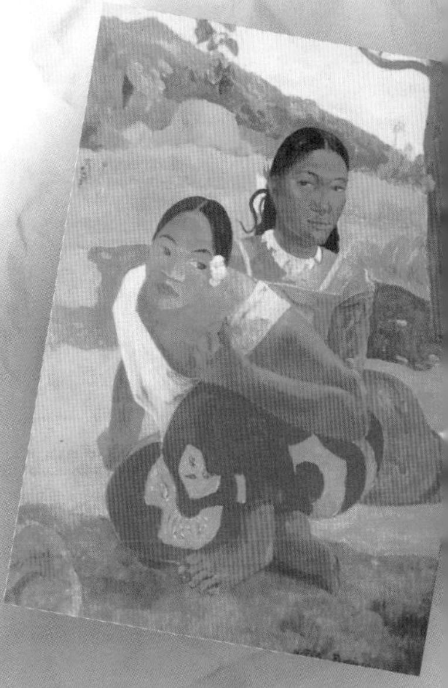

很多人在放假時沒有什麼休閒活動和興趣，常常只是整天看電視，若再加上一面吃東西，不但容易因陷在沙發不動而腰酸背痛，而且更容易發福，這樣對健康有很大的傷害。不過由於放完假後還得上班，這樣還不至於無聊太久。等到一屆退休年齡，告老還鄉，這時就眞的整天無所事事，許多人很快就會生病，甚至過世，這種例子屢見不鮮。

如果平時就能培養一種以上的休閒活動，這樣不僅平時可以舒解身心壓力，等到退休時，也才不會覺得人生沒有什麼意義。繪畫就是很好的一種休閒活動，雖然不是每一個人都有將圖畫得很好的天份，但至少像寫字一樣，每一個人都有他獨特的風格。

自古以來就有很多有名的素人畫家，最近也舉辦年紀已是退休年齡的素人畫家的比賽活動。利用彩筆描繪自己心中的世界和情感，不但可以舒發心中的苦悶、和別人分享快樂，也可以留下美好的回憶，眞是一舉數得。

高更由於對繪畫的興趣，加上經濟不景氣，使他成爲眞正的職業畫家。雖然他本人因而窮困潦倒、妻離子散，但卻也給後人留下極爲感人的作品。也許這是犧牲自我，成就全世界的另一種表現吧！

樂觀和意志力可以克服病魔

法國畫家雷諾瓦在四十八歲時（一八八九年）開始出現類風濕性關節炎的症狀，爲關節疼痛所苦。由於當時不像現在，並沒有什麼好的藥物可以治療，因此關節漸漸變形。七十歲以後，甚至無法活動自如，必須由護士照顧，且得坐在輪椅上行動。

他的兒子尚・雷諾瓦在「我的父親」一書中，這樣描述他的爸爸：「他的手變形得厲害，風濕病的關節格格作響，讓大姆指彎向手心，其它手指則彎向手腕。不習慣這種殘廢變化的訪客常無法轉離視線，他們不敢說出口，但心裡想的是：『這是不可能的！用這樣的手，他不可能畫出這些畫，這其中必有奧秘！』這奧秘就是雷諾瓦本身，一個動人的奧秘……」。

由於手嚴重變形，必須靠別人將筆塞給他。在工作進行當中，他無法換畫筆。畫筆一旦選好，握在他僵硬的手裡，就會一路不停的，從畫布到汽油碟裡清洗，再回到調色盤上取色，最後又回到畫布上。

雖然他只能坐在輪椅上，也無法活動自如的拿筆，但他並沒有停止作畫，愈是痛楚難以忍受，他畫得愈多。在生活中也沒有絲毫怨言，常以溫暖而幽默的態度對待家人。

一九一九年，也就是七十八歲那年，在極痛苦的情形下，他仍畫出一百一十公分高、一百六十公分寬的大幅作品「大浴女圖」。他說：「我注視著裸體，看到無數的彩色斑點。我必須畫出，讓胴體栩栩如生，

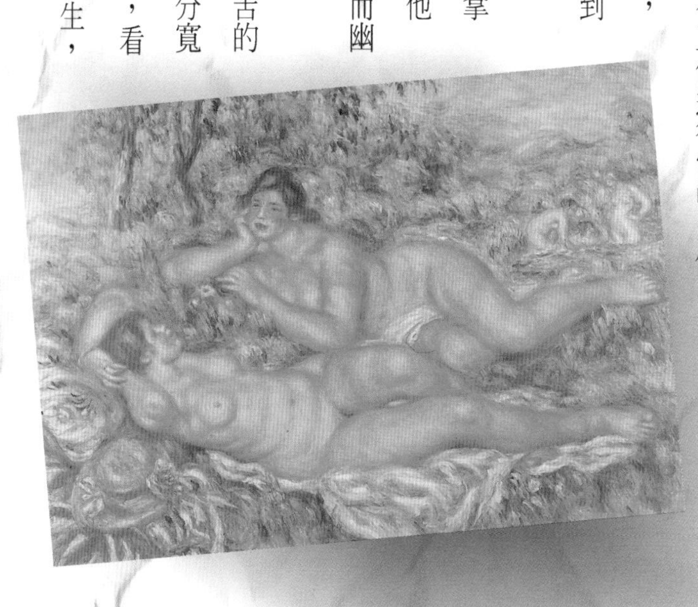

躍然於紙上。」到了同年十一月初，感染肺炎，十二月三日夜裡二時，雷諾瓦逝世。在去世幾個小時前，他還向旁人索取調色盤與畫筆來畫花。將工具還給看護時，他低語道：「我想自己開始漸漸了解（畫圖的原理）了！」

雖然醫學不斷的進步，但不論在什麼時候，總有一些疾病是無法治癒，或甚至是無法治療的。在雷諾瓦的時代，對類風濕性關節炎的治療一籌莫展。雖然如此，他並沒有被疾病打敗，仍然創造出很多、很好的作品，而且在生活上，對家人仍然溫暖而幽默，不會自暴自棄，動輒惡言相向，這是十分難能可貴的。

在現代社會，我們也常常可以看到一些罹患重症的人，他們一樣是堅強的活著，而且帶給世界希望和快樂，這些人值得我們尊敬和鼓掌。

自殺的預防

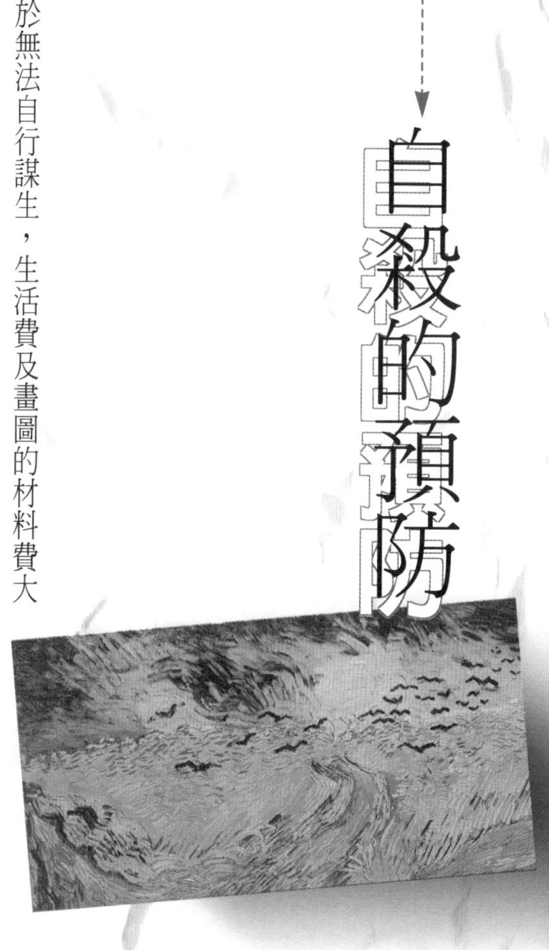

畫家梵谷由於無法自行謀生，生活費及畫圖的材料費大部分是靠他的弟弟——畫商思奧按月資助。在阿爾與畫家高更相處的一段時間裏，漸漸的出現妄想症。後來甚至幻想有人要毒死他，也因此被送進精神病院。

西奧結婚以後，梵谷擔心會失去資助。此外每隔一段時間，梵谷會喪失神智一次，發作的時間長短不一。這時他變得相當暴力，並深受恐怖的幻覺所苦，不過恢復以後，他又可以照常畫圖。

在去世前一個月，他畫了「麥田群鴉」這幅畫，試圖表達出「悲傷與極度的寂寞」。畫面上沒有視覺中心點，藍天和黃色的田野彼此朝反方相推擠，黑色的大群烏鴉則飛向未知的前方。

後來思奧的太太生了小孩，增加了生活上的負擔，且又打算辭去被人聘雇的工作，自己賣畫維生，因此思奧告訴梵谷要節省開支，因他再也沒有能力按時寄錢給梵谷。在反覆生病和面對經濟困難的雙重壓力下，梵谷終於舉槍自殺，去逝時才三十七歲。

事實上在現代的臺灣，自殺個案層出不窮，已名列十大死因之內。自殺與憂鬱症關係密切。精神分裂症自殺的比率通常在百分之十三、四左右，而在發生自殺行為時，往往也出現憂鬱症狀。我想梵谷可說是這樣的例子之一。

除了因爲長久的精神病導致在生活及社會上適應困難，因而懊惱失望，以至於以自殺來尋求解脫外，有些人是因爲慢性病、疼痛性疾病或絕症，久病不癒，而尋求解脫。這時與選擇安樂死，有相同的地方，也算是利用自殺來解除錐心刺骨的痛苦。

精神科醫師在自殺的防治上，扮演了一個重要的角色。他們利用抗憂鬱劑、心理治療等等來幫助想要自殺的個案。治療者對有自殺意念的人，會反覆強調：「自殺是毫無意義的」、「自殺解決不了什麼問題」、「一定可以找出其他的辦法來解決問題」等等，以激勵病患繼續活下去的勇氣。若仍然有自殺的危險性，則必須採用保護措施。

不過眞正要自殺的人卻不一定會發出求救的訊號，向防治中心或輔導中心尋求幫助，因此自殺也不是那麼容易可以預防的。不過若在自殺時還傷及無辜，那就再悲傷不過了，也是社會大眾最不想見到的。因此除了建立一個讓鰥寡孤獨廢疾者皆有所養的社會大環境外，也應減少個人的慾望，注重修身養性，憂鬱時積極尋求治療，這樣也許可以再次把自殺排除於十大死因之外。

紓解壓力有方

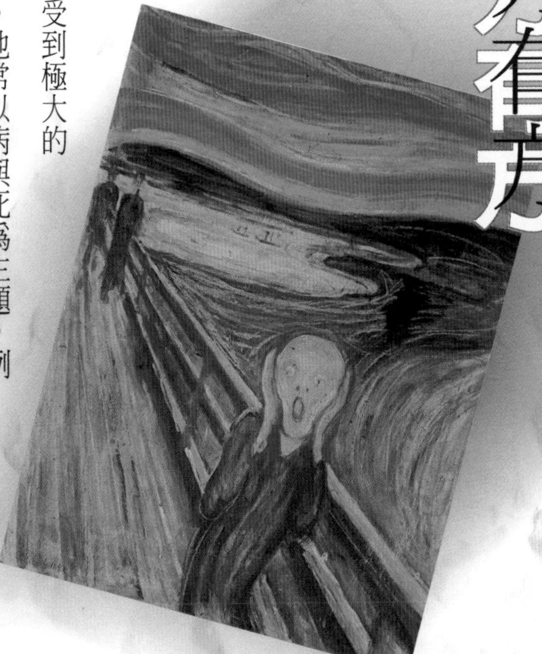

挪威畫家孟克，生於一八六三年，父親為醫生。在孟克五歲那年，由於母親因結核病去世，他的父親心情變得暴燥不安，使幼小的孟克受到極大的影響，因此後來的繪畫作品，充滿了憂愁與不安。他常以病與死為主題，例如：「生病的少女」、「太平間」、「母親之死」等作品。其一八九三年的作品「吶喊」，是最有名的代表作之一。孟克對此作品創作的靈感有著如下的描述：「我和兩個朋友一道走著，夕陽西沉，天空變得像血那樣地紅。我忽然無精打采，極度疲倦地停住了腳步，站在那裏。黝黑色的海峽和街道，橫著血與啖之舌。朋友繼續走，而我一個人留在那裏，因不安而顫抖著，我感覺到自然偉大的喊叫。」「我畫這幅作品時，把雲畫成如熱血一般地紅。色彩裡迸出聲音，那就成爲生命連作中的吶喊。」這幅畫裏流露出震驚的體驗，把極度的不安、孤獨、深而不可測的寂寞，清晰的表達出來。

其實生活在現代都市的人們，生活中充滿了壓力、焦慮與不安。從大學通識課程中，「如何應付壓力」一堂課最受歡迎，就可以看出來。

應付壓力的方法有很多種，有的聽音樂，有的運動，有的則是服用鎮定劑。服用鎮定劑的缺點是容易成癮，變成不服用鎮定劑就會焦慮不安。催眠則是不用服藥物的一種心理治療方法。其實在潺潺的流水邊傾聽水聲，念經，聆聽單調的歌曲，沉迷於自己喜歡的小說中，也是自我催眠的一種方法。現代的精神科醫師可以利用輕柔緩慢的聲音，暗示病人的身體各部位逐漸放鬆，來紓解因爲緊張而引起的身體不適。這時因緊張而造成的交感神經素增加，使手腳冰冷而溫度降低的現象，也會漸漸恢復，可以反映在溫度計的測量上。

此外，催眠術也可應用在麻醉，治療失眠、酒癮、胃潰瘍和口吃上，甚至有人還曾企圖用此來做刑事案件的偵察。因此其用途可說是多方面的。

NO.7

愛之船　　洪美瑱　1997　青銅　37×16×8公分

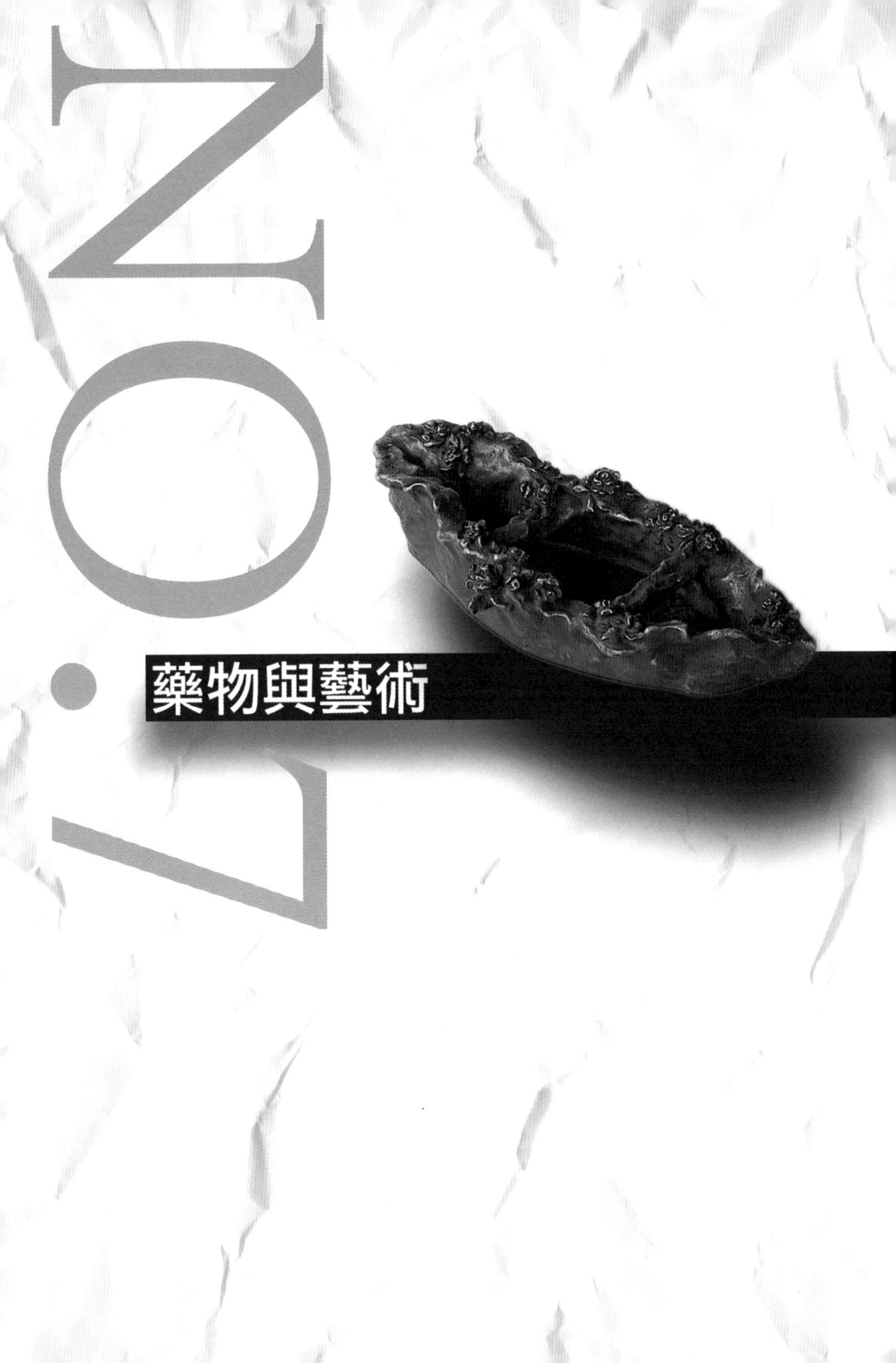
NO.7
藥物與藝術

毛地黃治療心臟衰竭

亨利．盧梭於一八四四年生於法國拉瓦爾市。他是一個很特殊的畫家，因爲從來沒有接受過正式的藝術訓練。年輕時曾在稅關工作，直到將近四十歲才眞正開始繪畫，而且到國立美術館臨摹。四十一歲時參加政府所舉辦的沙龍，不但落選，有一件作品還被刀子割破。

盧梭是一位天眞笨拙的好好先生，常常被同事當做開玩笑的對象，畫家高更及畢卡索都曾戲弄過他。由於沒有受過專業訓練，其作品乍看之下相當幼稚而且單純笨拙，不過細看後會發現他的作品天眞浪漫，充滿詩意、情感和幻想。這就是爲何同輩畫家畢卡索推崇他的原因。

這幅名爲「弄蛇女」的油畫，是他晚年（一九〇七年）的作品，他以他名聞世界的畫風，即以熱帶叢林爲背景，畫出暮色將近的氣氛。右下方的植物特別用明亮的黃色勾邊使之突顯，並呈現月光投射的效果，左邊的湖面亦然。圖中站立一位黑人女子，吹著笛子，她有一雙炯炯發光的眼睛。躲在叢林暗處的大蛇，伸出頭趨近笛音的方向。整張構圖和氣氛上呈現夢一般的感覺，這是他最有名的代表作之一。

在他逝世時，詩人朋友阿波利涅在其墓碑上寫了一首詩；

慈愛的盧梭聽著，我們向你打招呼，
杜羅涅夫婦，喀巴爾氏和我，
天堂稅關的大門，讓我免稅通過，
筆、顏料、畫布，我會為你準備，
當真實的光線，照耀著你清淨閒暇的時候，
就像你畫我的肖像一樣，去畫那星星的臉龐。

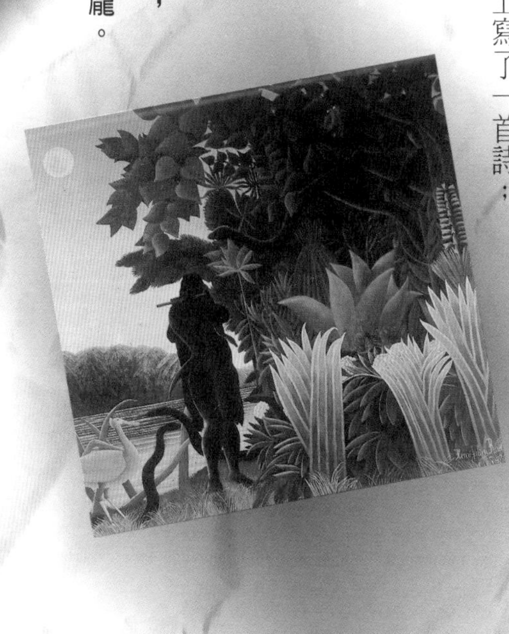

除了美麗神秘的圖畫吸引我們注意外，在圖右邊中間，我們可以看到很多像吊鐘對稱排列的植物，很像是毛地黃。我們在阿里山可以看到很多漂亮的紫色毛地黃花，我在紐西蘭皇后鎮山坡上，也曾看到白色的品種，此外也可以是粉紅色或黃色。這種植物除了漂亮外，在醫學上有興趣的是毛地黃的種子及葉片，可以提煉一種強心劑，那就是毛地黃。它可以用來治療心臟衰竭和心房纖維顫動。但如果過量，可能會因爲心臟傳導障礙而致人於死。

盧梭在生前自認比不上學院派畫家，沒想到最後卻聞名世界。我想天眞、幻想和不斷的創作，大概是他成功的最重要因素吧！

褪黑激素無法使皮膚變白

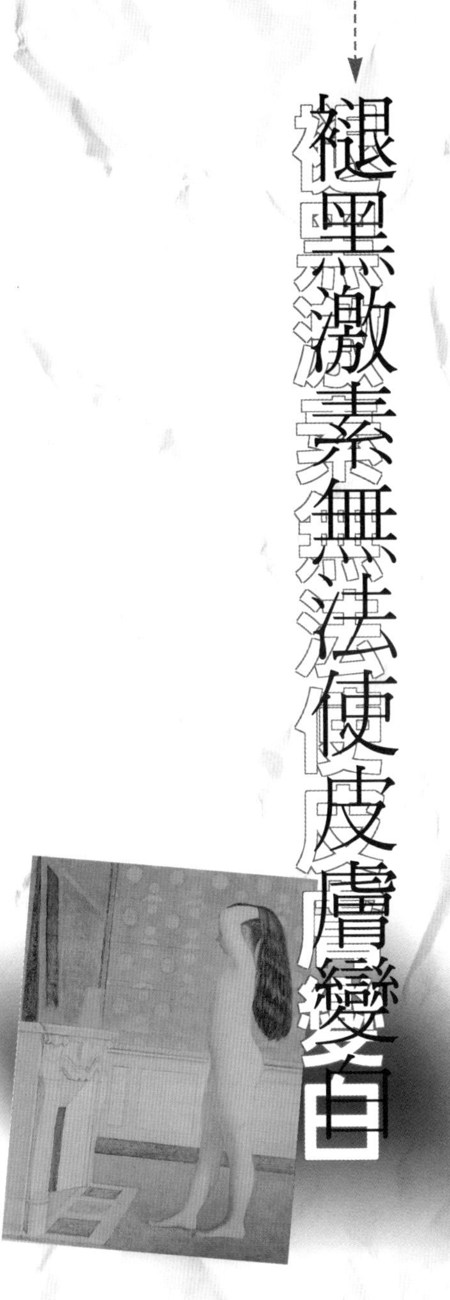

巴爾色斯是法國人，被認爲是二十世紀卓越的人物畫家，他是自學成功的，常常到羅浮宮臨摹名家的作品，特別是普香。雖然他也畫風景，但多以女性或坐、或躺、或睡、或做著白日夢般爲主題。這些女性時常是裸體或只穿著少少的衣物，帶有一點色情的味道是他圖畫最特別的地方。在這一幅「壁爐前的人物」，模特兒像雕像般的站著，皮膚如大理石般的潔白，柔和的銀白色光線照在人物和房間，是一張很美的圖畫。

事實上，潔白的皮膚是大部分女孩子所憧憬的，美國耶魯大學皮膚科醫師拉那博士，就企圖想要發現一種讓皮膚變白的荷爾蒙。他遍查文獻，發現一九一七年的一篇論文描述將牛的松果腺磨碎後，放進裝有蝌蚪的水槽，會使蝌蚪的皮膚變得透明，因此他認為這種物質可能讓人的皮膚變白，於是他想從牛的松果體萃取這種物質，最後發現這是一種叫做褪黑激素的荷爾蒙。不過它卻沒有使人類皮膚變白的功效，其作用只限於兩棲類以下的下等脊椎動物。拉那博士漸漸失去興趣，於是放棄了研究。可是，後來的科學家卻發現褪黑激素對身體的重要影響，它在夜間分泌增加，到了清晨濃度就低下，可以調整人的睡眠節律。近年來旅遊風氣甚盛，長途飛行帶來的時差問題使人頭昏腦脹，給予褪黑激素可以很快的恢復正常的夜間睡眠，而且沒有一般安眠藥的副作用，也不容易上癮，長期持續使用效果也不會減弱。最近很多人出國會買褪黑激素回來，有的食用過量，但只是嗜睡頭暈、全身虛弱，尚不致影響生命。

其實褪黑激素還有其它的作用，一九九四年的實驗竟然發現可以延長老鼠百分之二十壽命，如果對人也有功效，等於是延長人二十五年的壽命，不過仍有待證實。此外加強免疫力和防癌的效果也正在研究中。

愛美是人的天性，由於對美的追求而去作研究，沒想到卻發現了一種神奇的荷爾蒙，我想這就應驗了中國古人的話：「有心栽花花不開，無心插柳柳成蔭」吧！

從內分泌觀點看胎盤素

達文西（西元一四五二～一五一九）除了在藝術方面以「蒙娜麗莎的微笑」名聞世界之外，在醫學上也是很有名的。他曾驕傲的跟人家說，他曾解剖過三十具屍體。由於義大利氣候，以及在十五世紀當時沒有空調設備的關係，屍體很容易腐敗，解剖必須在三～四天內進行完畢，所以連晚上也不能好好休息。他是生於維沙利吾斯（西元一五一四～一五六四）和英國人威廉哈維（西元一五七八～一六五七）之前最偉大的解剖學家。

這一張圖畫的是關於胎兒的研究（大約一五一〇～一五一三年的作品），現存放於英國溫莎堡，他畫子宮、胎盤和沈睡中的胎兒。有趣的是要看懂他的字必須拿一面鏡子來照，因爲他的字是左右顚倒的。

現在的台灣人經濟情況良好，壽命也愈來愈長，因此很多人想要使用減少老化的方法來保存青春，胎盤素就是其中的一個例子。到底注射胎盤素有沒有用呢？

根據醫學的研究，懷胎一百六十八天才能生產的猴子於懷孕到二十九天時將腦垂腺切除，不會對後續的懷孕造成影響，這代表胎盤可以分泌類似腦垂腺分泌的荷爾蒙，此外在懷孕二十一天時將卵巢切除也不會對懷孕造成影響，所以它也有分泌卵巢荷爾蒙的功能。另外它也可以分泌一些蛋白質，有抑制免疫系統的功能。而且可以分泌放鬆素，使骨盆內的韌帶變軟，以及抑制子宮的收縮。與胎盤緊靠的蛻膜還可將維他命D活化，因此可以局部調節鈣的代謝和子宮肌的活動性。

由上所述我們可以了解胎盤是一個很獨特的器官，它很像人腦的下視丘和腦垂腺，因此有人稱它爲第三個腦，因爲它連貫已經發育的母腦和正在發育中胎兒的腦；它又像卵巢可以製造性荷爾蒙；此外，胎兒對母體而言也算半個外來物體，胎盤也有免疫調節的功能，母體才不會排斥胎兒。因此胎盤是多功能的。

現在有人將胎盤植入身體，或將其成分萃取後再注射入身體，由於胎盤可以分泌很多荷爾蒙，因此胎盤素對人體可能是有點作用的，可是使用這種成分相當複雜，功效又不確知的治療方式是否值得鼓勵，尚待斟酌。

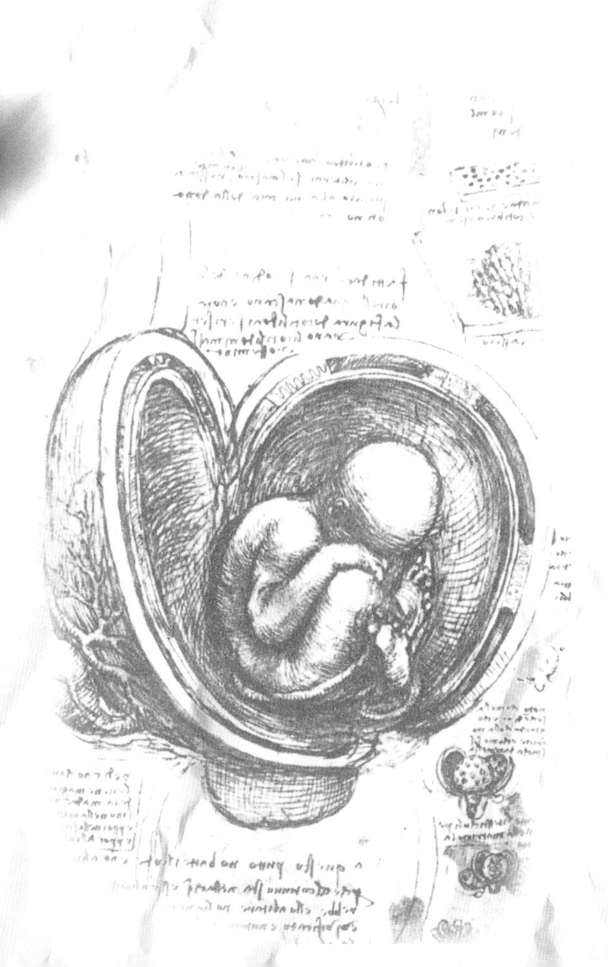

改善小孩夜尿及尿崩症

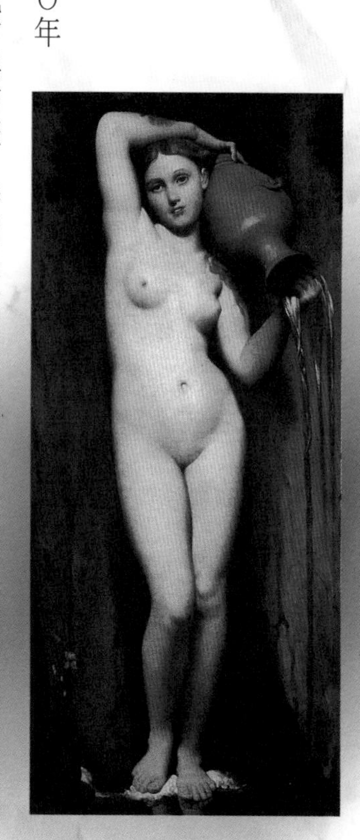

多米尼克·安格爾於一七八〇年出生於法國，曾旅居義大利，研究古典繪畫，特別是受到文藝復興時期大畫家拉斐爾的影響。他自幼學小提琴，雖非職業音樂家，卻具有內行人都比不上的水準，因此「安格爾的小提琴」這句話就是指「內行人都比不上」的意思。他曾爲天才小提琴家帕格尼尼畫素描，也曾擔任帕格尼尼所組成之四重奏的第二演奏者。他的最大成就在肖像畫和裸女畫，而裸女畫中最有名的是「泉」。這幅名作是他在四十歲時於翡冷翠構思，但三十六年後才發表的作品，成爲詩人及畫家靈感的泉源。裸婦靠近岩壁而立，拿起壺罈讓水倒出來，美麗柔和的曲線，達到古典派繪畫，追求形式完美的極致。

這幅畫除了少女姿態優美外，水的流動和感覺亦是十分重要的。陽光、空氣和水對人的健康十分重要，可是有人卻因心理障礙，強迫性的一直喝水，而有多尿症。但有的人雖然沒有一直喝水，卻常常要上廁所，而且每一次尿都很多，甚至到晚上也是這樣，醫學上稱之爲尿崩症。此外，有的小孩子常常會在夜間尿床（夜尿症），令父母頭痛不已。

現在知道尿崩症通常是因腦垂腺後葉的抗利尿荷爾蒙分泌不足，以致無法使腎臟將濾過的水分回收回來，導致每天的小便相當多。至於夜尿症，目前的研究知道正常人晚上抗利尿荷爾蒙分泌較多，白天較少，因此晚上睡覺後可以不用上廁所，但這種小孩晚上分泌的抗利尿荷爾蒙並沒有較多，因此才會發生夜尿症。

過去對於尿崩症的病人要注射抗利尿荷爾蒙的作用類似物（DDAVP）來治療，後來發明藥水經由管子，用嘴巴吹進鼻孔給予，但這種用法容易引人側目，此外藥水要保存在冰箱才不會失效。現在藥廠將藥品製成口服錠劑，使用上非常方便，而且可以隨身攜帶。至於夜尿症，只要在睡前服用，小孩晚上就不會尿床，是極大的福音。

不傷胃的消炎止痛劑

竇加是印象派的代表畫家之一，他很喜歡以賽馬場、芭蕾舞女、浴女等做題材。有趣的是他畫浴女時，並不像一般畫家讓模特兒擺一個通常大家一致認爲很美的姿勢，倒像是從鑰匙洞中偷窺別人洗澡，被描繪的對象，彷彿是在不知情的情況下，專心沐浴或擦乾身體，呈現出很自然的動作和表情。

竇加的芭蕾舞女也是相當有名的，例如這張「舞台上的芭蕾舞排練」，現收藏於巴黎奧塞美術館，整張圖以咖啡色和白色爲主調，細膩而生動的描繪出跳舞中和休息中的舞者。由圖中我們看到右邊算來第二位的舞者踮起腳尖。這樣的動作對沒有接受過訓練的我們來說，是很容易扭傷肌腱的。而在上了年紀的人，突然作了一個劇烈的運動，可能肌腱就會應聲而斷。例如過去就有幾位台大醫院的主任，爲了帶領科內同仁參加校慶運動會，在跳遠項目中，一跳之後，腳後跟的筋就斷了。而前些日子，美國總統柯林頓下樓梯時，一不小心，也傷害到膝蓋的肌腱。

當肌腱扭傷時，醫生通常會固定關節，並給予消炎止痛劑，不過使用消炎止痛劑有時可能發生傷胃、傷肝和腳部水腫的副作用。長期的使用消炎止痛劑，有些病人可能會胃發炎，甚至出血。由於新藥的發明，現在已有不傷胃的消炎止痛劑出現。過去有的消炎止痛劑，劑量稍微多，可能就會影響肝功能，目前也有改善。至於腳腫的問題，有些人會以爲是藥物傷到腎臟所致，其實這是消炎止痛劑使得腎絲球過濾率減少，因此水分滯留所致。現在新的藥物也可避免這種作用。

我們一般人的觀念也許認爲藥師只是配配藥而已，其實藥師的任務之一是新藥的研究和發明，有了他們努力的成果，臨床醫師才有辦法將病人治好，他們的貢獻不可說不大。

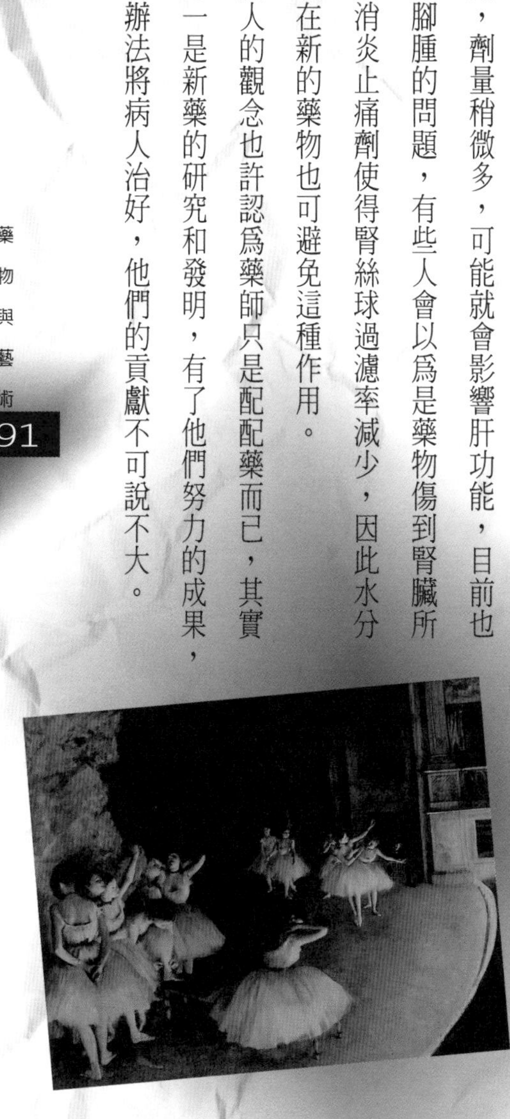

楊柳與消炎止痛

畫家莫內於中年以後在巴黎近郊建了一座吉佛尼花園，以後的四十多年就不再奔波，而以花園中的垂柳、睡蓮和鳶尾花爲題材，描寫它們以及水中的倒影，和不同陽光下的變化。這張一八九九年時畫的「日本橋，綠色的調和」，莫內描寫花園中橫跨的日本橋，橋下盛開著睡蓮，橋邊則有搖曳多姿的垂柳。畫家以細小重疊的筆觸，描繪陽光投射在景物所產生的變化。由於這幅圖以綠色做爲主調，因此叫做綠色的調和。不過莫內畫垂柳和睡蓮最出神入化的，應是晚年所作，現存放於羅浮宮橘園美術館地下一樓橢圓形展示室的作品了，很可惜的是導遊通常不會帶遊客去參觀，必須自己找時間去。

垂柳雖然在莫內的畫中或台北的植物園很多，可是大概很多人不曉得過去它對消炎止痛有很大的貢獻。人類很早就已經發現在楊柳的樹皮裡面有一種成分叫做水楊酸，有消炎、鎮痛、解熱的作用，但由於這種東西實在是太難吃了，科學家就把它的結構改變成乙醯水楊酸，也就是大家都知道的阿斯匹靈。

由於科學家的研究，發現它的作用與抑制前列腺素有密切的關係。前列腺素在發炎的時候會增加，阿斯匹靈可以經由抑制環氧酵素來減少前列腺素的生成而達到消炎止痛的目的。約翰汎爵士由於發現這種作用機轉而得到一九八二年的諾貝爾醫學獎。

由於阿斯匹靈和其他消炎止痛劑雖然有效，但吃了以後容易導致胃不舒服及影響腎臟功能，因此在使用上有所限制。一九九一年科學家們發現環氧酵素有兩種型態，第一型在胃和腎等器官，有生理保護作用；第二型在發炎的時候生成，會合成引起發炎反應的前列腺素。阿斯匹靈由於對這兩種酵素都有抑制作用，所以在消炎止痛外，也會影響胃和腎的生理功能。新一代的消炎止痛劑能夠選擇性的抑制環氧酵素第二型，而儘量不去抑制第一型，這樣就可以不傷胃和腎，而有明顯的消炎止痛效果。

由於科學家不斷的努力，對藥理作用有更深刻的體認，藥物才會愈做愈好。新的消炎止痛劑的發明，就是一個很典型的例子。

類風濕性關節炎的治療

法國畫家雷諾瓦是世界著名的人物畫家。玫瑰色的臉頰、豐滿的肉體、幻想般的眼神和甜美的色彩，是其人物畫的特徵。當他四十八歲時（一八八九年），罹患了類風濕性關節炎。當時並沒有好的藥物來治療。漸漸的手、腳、膝蓋都變形而不得不靠枴杖走路，最後坐上輪椅。

雖然如此，雷諾瓦仍然充滿了鬥志。雖然手關節已明顯變形，他仍將筆用一根木棒綁在手上（見圖，自畫像，一九一四年）。由於筆一旦固定後就不大容易更換，因此總是從頭到尾只用一支筆，浸在松節油中清洗，也簡化了調色盤上的顏色。

七十八歲時，也就是一九一九年十二月三日，死於肺炎。臨死之前他說：「我想自己開始漸漸瞭解（畫圖）了」。他一生畫畫的觀念是「如果不能使我快樂，我就不會動筆」。因此他用色彩表達出來的也是一個快樂、美麗的世界。

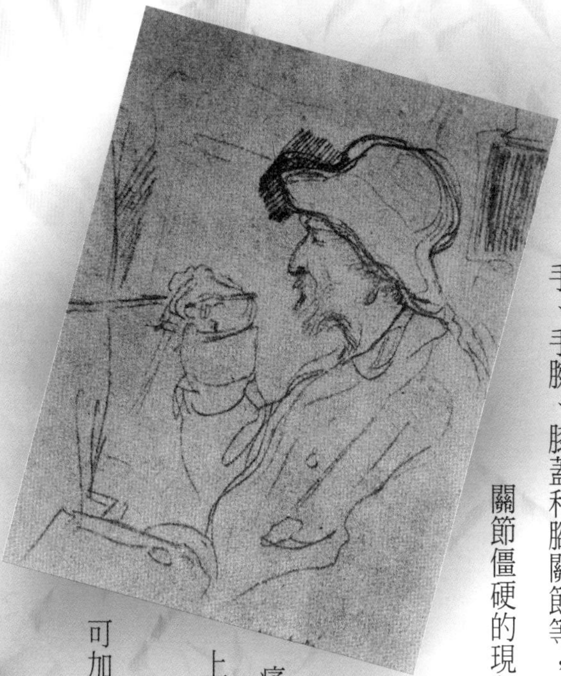

類風濕性關節炎最初有倦怠、沒胃口的症狀，漸漸的會出現對稱性關節疼痛，主要在手、手腕、膝蓋和腳關節等，頸部脊椎關節也可能受到侵犯。早上起來時會有關節僵硬的現象，漸漸的關節會變形，而影響行動。

在雷諾瓦的時代可能除了水楊酸外，並沒有什麼好的藥物治療。現在對這些病人可以使用比阿斯匹靈更好，更不傷胃和傷腎的消炎、鎮痛解熱劑。若病情進展迅速，還可以使用口服腎上腺皮質類固醇，或methotrexate來治療。

如果在治療後效果不佳，對病情進展較慢的，可加用低劑量的口服腎上腺皮質類固醇，或過去用來治療虐疾的hydroxychloroquine。若病情進展較快，則要調整藥物的劑量，或使用免疫抑制劑。

嚴重變形的關節可能需要手術整形，或置換人工關節，特別是臀部、膝蓋和肩膀的關節。

在雷諾瓦的時代，沒有腎上腺皮質類固醇，也沒有其他較先進的藥物，手術也尚未到達一定的水準，因此沒有辦法讓雷諾瓦的病情有明顯的改善。雖然如此，憑藉著旺盛的鬥志，雷諾瓦在生病後，仍然留下很多、很好的作品，這是令我們特別敬佩的。

口服維他命C預防白內障

法國畫家莫內以畫睡蓮聞名於世，而取材的對象則來自巴黎近郊，住家吉佛尼花園中的水光與蓮影。六十八歲那年莫內的視力減退，七十二歲那年醫生告訴他兩眼有白內障，八十歲那年右眼做了白內障手術。當他用開過刀的右眼作畫時，風景是藍綠色調，比較接近自然，若用左眼來畫，則因水晶體變厚、變黃，因此畫出來的風景也呈黃色調。

人年老時水晶體會出現白內障，但若患有某些內分泌疾病，則白內障或水晶體不透明會提早出現，例如甲狀腺機能低下症，副甲狀腺機能低下症和糖尿病。甲狀腺機能低下症時，偶爾出現的只是片狀或結晶狀水晶體不透明，通常不會干擾視力。但在副甲狀腺機能低下症，白內障或水晶體不透明是常見的。它可以是瀰漫性的，也可以呈現分散的小點。

年輕糖尿病病人的白內障呈現雪花一樣的變化，不過在年紀大的糖尿病病人，白內障形態與一般老年人的並沒有太大的區別。雖然糖尿病病人白內障的發生率不會比非糖尿病人多，可是會比較早成熟，而需在較年輕時摘除。

除了上述的內分泌疾病以外，長期使用高劑量的腎上腺皮質類固醇也會因類固醇分子與水晶體蛋白形成共價鍵而造成白內障。

很有趣的是最近研究顯示經過十年長期的觀察，發現口服維他命C來補充的婦女比只靠從食物獲得維他命C的人，白內障發生的機會明顯的減少。

維他命C是一種抗氧化劑，過去試管內的研究顯示，它可以讓水晶體的蛋白比較不會凝聚在一起而導致白內障，而動物實驗也發現它可以阻礙白內障的發生。現在於長達十年的追蹤後，發表在民國八十六年十月《美國臨床營養雜誌》的報告更顯示維他命C在人類也有相同的效果。

維他命C常見於水果與蔬菜，特別是柑橘、花椰菜、甘藍菜、蕃茄和青椒等。主要與骨頭、軟骨的膠原合成有關。若缺乏維他命C，例如：長期在船上的水手，則會出現壞血病，容易出血，傷口癒合較差。現在研究更進一步證明它對防止白內障有效，因此多吃些新鮮蔬菜、水果，如同我過去提到蔬菜與水果對長壽有益，現在又多了一個益處。而如果可能，還可每日吃一片維他命C，應是有益無害的。

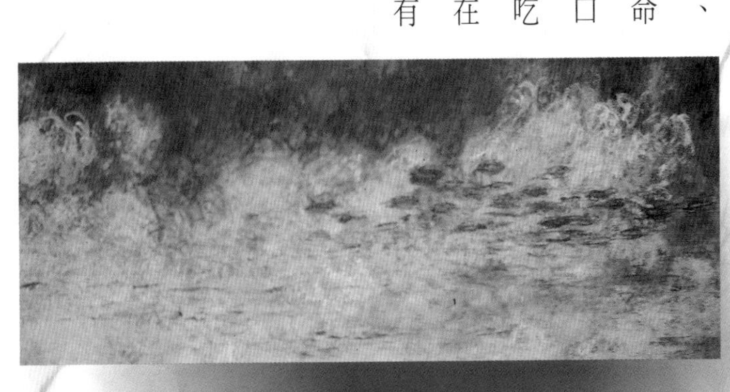

治療高血壓的新藥

貝里尼（一五九八～一六八〇）是巴洛克時期義大利最重要的藝術家之一。他在羅馬獨領風騷達五十年之久，是建築師、雕刻家，也是畫家。我們在羅馬觀光時，可以看到很多他的雕塑作品，例如：「四河噴泉」、「海神噴泉」。

在他雕刻的作品中，可以看到能量的爆發，和戲劇性的動作。他很注重表情的傳達、肌肉的張力，甚至頭髮的飄動。

在圖中於一六二三年用大理石雕刻的大衛雕像中，可以看到大衛緊張、專注的表情，面對著他的敵人——巨人歌利亞。他用手中的投石器，替以色列人打敗了巨人，最後成為以色列的國王。

當人緊張、憤怒的時候，血壓會明顯的上升。長期的高血壓容易導致中風，心臟血管和腎臟疾病。

治療高血壓的藥物有很多種，例如利尿劑、交感神經阻斷劑、鈣離子通道阻斷劑等。此外血管收縮素轉化酵素抑制劑亦常被用來治療高血壓，例如Renitec、Capoten。

大約百分之二十五的病人在服用血管收縮素轉化酵素抑制劑後會出現咳嗽的現象，若醫生或藥師在用藥前沒有向病人說明可能會出現咳嗽這種副作用，病人可能會以為自己得了感冒或慢性氣管炎，到處找醫生治療，卻發現長期的咳嗽無法治癒。等到原來開處方

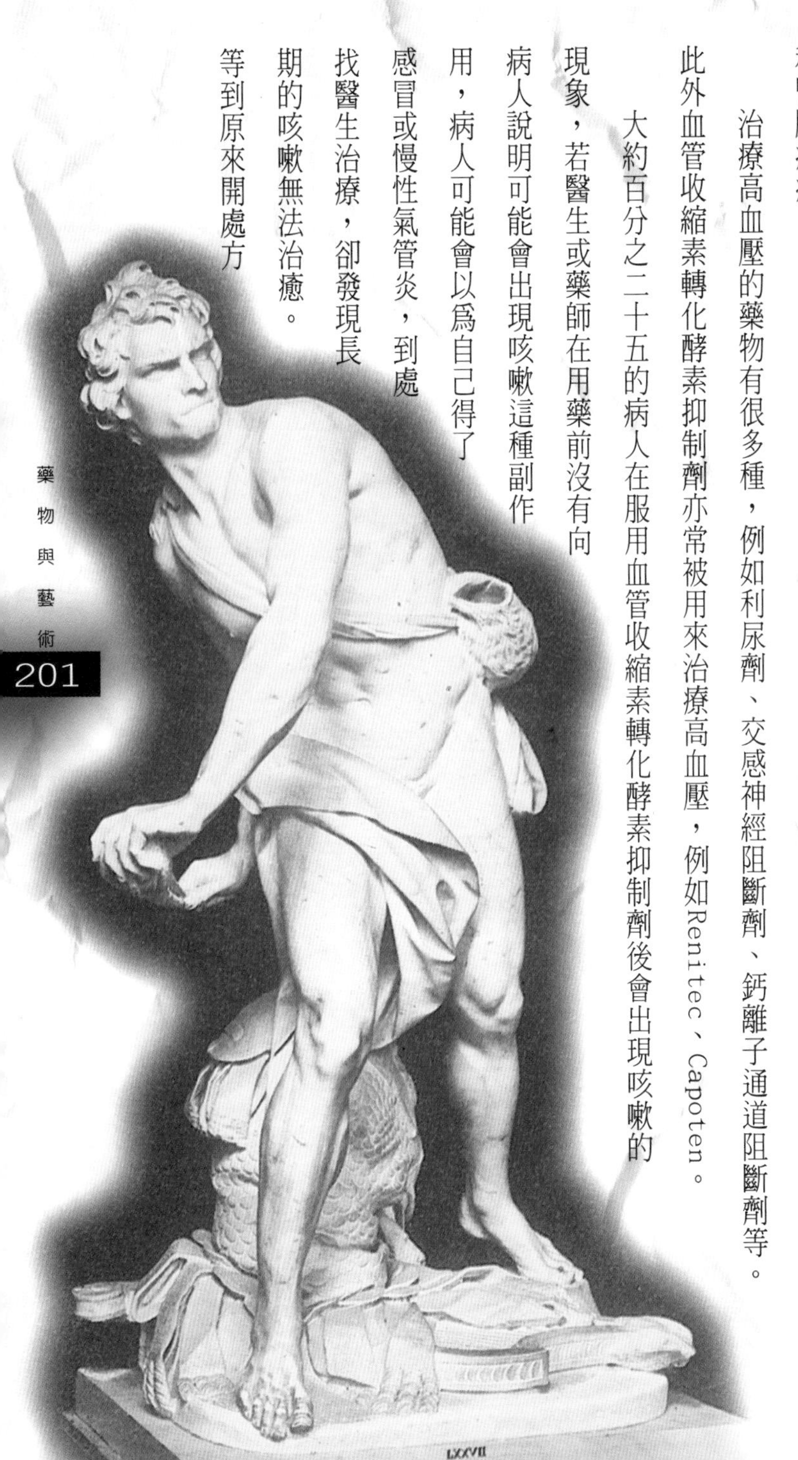

的醫生知道了這件事，一停藥後就沒事了。

血管收縮素轉化酵素可以將血管收縮素I轉化成血管收縮素II，血管收縮素II再作用在血管上使之收縮，而產生血壓升高。但血管收縮素轉化酵素抑制劑抑制活化的血管收縮素II的形成，卻也因此使緩基寧無法被代謝掉，因而導致咳嗽。

科學家現在製造了一種叫做losartan（Cozaar）的新藥，可以直接阻斷血管收縮素II與細胞接受器結合，這樣就可維持原有的降壓作用，但卻比較不會防礙到緩基寧的代謝，自然比較不會產生咳嗽的副作用。

除了上述的好處外，losartan也比較不會像交感神經抑制劑一樣讓人覺得沒有力氣，也比較不會像鈣離子通道阻斷劑一樣，使血管過度擴張，而產生頭痛、潮紅、腳水腫和暈眩。

現在這個藥和另一種叫做Diovan，宣稱更爲先進，作用亦相似的藥品，在國內已經可以使用，對高血壓病人而言將是一大福音。

NO.8

水泡、細胞與提琴　張天鈞　1970　油畫　10F

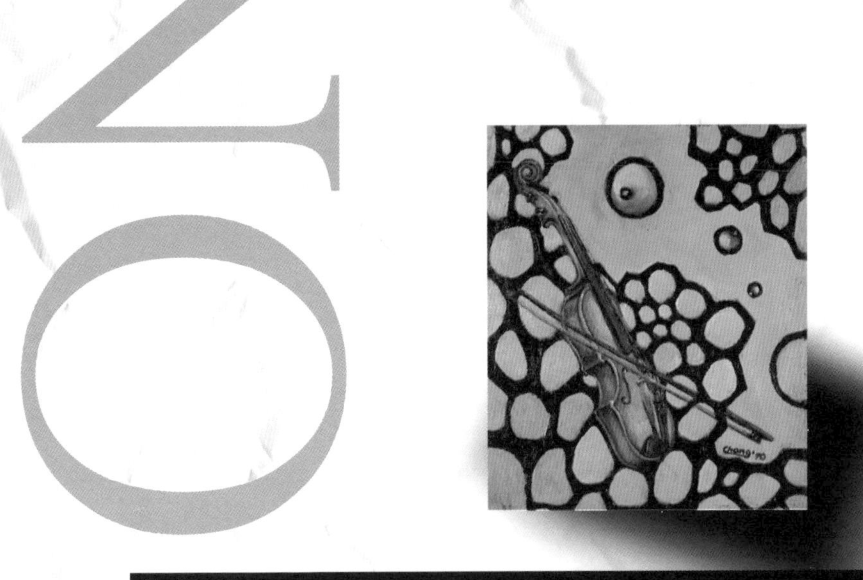

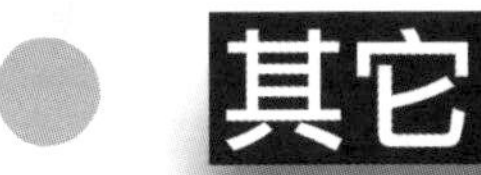

其它

林布蘭特與解剖學課

林布蘭特和梵谷都是世界有名的荷蘭畫家。林布蘭特由於擅長利用光線投射在人物造成的光影變化，來營造圖畫的氣氛，因此又被稱爲光的畫家。

他在一六二三年替尼可勞斯．突爾普博士及其它七個外科醫師畫肖像畫，描寫上解剖學課的情形。這些醫師的名字寫在圖中間後面那個醫師拿的紙上面。屍體則爲二十八歲，名叫亞德里安．亞德里安斯的死刑犯。他腳下墊的厚書即是有名的解剖學家維沙利吾斯（一五一四～一五六四）的解剖學著作。維沙利吾斯有句名言：「想要娶妻的人最好不要學醫，因爲沒有時間兩者皆顧」。

在林布蘭特當時，解剖是一年只作一次的，因此是很難得的教學。民國八十六年我爲了製作「台灣醫學教育百周年紀念和台大醫學院院慶」，看了很多校友提供的照片。有一幅即是當年做解剖的情形，老師與助手在中間做，學生穿著白衣坐在排成階梯的椅子上，從高處看老師解剖。我在民國五十九年學習大體解剖時，每十二位同學負責解剖一具屍體，一人負責做一個部位，然後讓別的同學來參觀學習。記得當時我負責的是一條大腿。爲了尊敬捐贈屍體的人，雖然屍體爲防腐而浸泡過福爾馬林，因此相當刺鼻，但上課時是不可以戴口罩的。不過早上做完解剖，中午到參廳吃飯時，聞到叉燒肉的味道，覺得有點相近，因此上了一學期的課，我的快餐上的叉燒肉都讓給別的同學吃。

過去的解剖學課由解剖學科的老師教，現在則還請外科系的老師也參與，可以讓學生了解學得這些知識將來在開刀時有什麼用，這樣學習的動機也就強多了。

口服疫苗預防小兒痲痺

畫家安德魯魏斯生於美國賓州，父親是畫家，從小就教他畫圖，所以他才能在十多歲就出名。他喜歡畫美國的鄉村風景，而且帶有一點超現實主義的味道。這幅畫是他最有名的幾幅之一，命名爲「克麗斯汀娜的世界」。圖中的女孩克麗斯汀娜是畫家的鄰居，因爲小兒痲痺而有嚴重的殘障，但熱熱愛自然，且有一顆敏感的心。魏斯說：「我畫這張圖的目的是要見證雖然別人認爲克麗斯汀娜的生命無望，但她卻永不屈服，克麗斯汀娜的生活世界雖然有限，但我想要表達她的世界其實是無限的。」這幅畫的靈感，據說是有一天魏斯見到克麗斯汀娜在草地上採草莓時回過頭來看著她的家，這個影像給他很大的震憾，因此將它畫下來。

在這張圖中，我們看到細長的雜草，飄著髮絲的克麗斯汀娜，及遠處在地平線上突出的房子。畫家用細膩的筆法和對比鮮明的光影變化，以及高高的水平線，使其帶有詩樣的神秘色彩和超現實的味道。

小兒麻痺是一種傳染病，在過去是常見的，甚至美國前總統羅斯福都得到小兒麻痺症。由於醫學的進步，現在可以利用打預防針，也就是打疫苗來避免感染疾病。因此小孩子出生後不久要接受口服小兒麻痺疫苗及注射百日咳、白喉、破傷風疫苗，至於天花，由於現在台灣已經絕跡了，所以打不打預防針已經不是那麼重要了。

爲什麼疫苗能夠發揮抵抗疾病的作用呢？因爲我們身體裏面有像國軍一樣的白血球來抵抗外來的侵略。如果細菌經由傷口跑到身體裏面，多形核白血球就會立刻與它抵抗，戰死的白血球和細菌會被巨噬細胞吞吃，巨噬細胞再將細菌的一部分傳給淋巴球，以後淋巴球會製造對抗這種細菌的抗體。可是如果把眞的細菌直接送入我們的身體裏，這樣會產生疾病。因此我們若要製造疫苗，要先將細菌殺死或減弱它的毒性，再用口服或注射的方式進入人體，這樣體內的淋巴球就會對它產生抵抗力，以後眞的細菌來了，我們的身體就會抵抗它，不會產生疾病，這就是疫苗的原理。

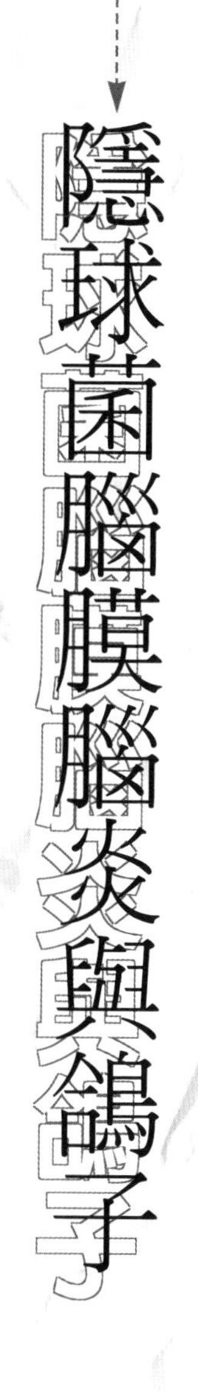

畢卡索是世界有名的畫家，於一八八一年出生於西班牙南部馬拉加，他的藝術作品表現手法千變萬化，不僅畫風，連材質也是。他曾說過：「在藝術中最醜惡的事情之一就是保守一個公式，這種公式毀壞了每個時代的好作品，因爲他對世人表現了順從。」。

「抱著鴿子的小孩」是他於一九〇一年畫的。他用簡單的輪廓、粗曠的筆法，表現出小孩與鴿子的親蜜關係。雖然構圖很簡單，顏色也不多，但卻能喚起欣賞者的共鳴。

以鴿子作爲畫圖或音樂題材的藝術家、音樂家很多，因爲鴿子常給人祥和的感覺。不過你可能不知道，在鴿子的窩巢或沾有鴿糞的泥土裏有一種黴菌，叫做隱球菌，它可以經由呼吸道感染給人，造成疾病。可是很有趣的是，鳥類對這種黴菌卻有很高的抵抗力，但是馬、牛、貓、狗和海豚卻都可能受到此菌的感染。

當此菌經由呼吸到了肺以後，可以經由血液散布到皮膚與腦部，而最嚴重的是造成腦膜腦炎。這時候會出現頭痛、想吐、嘔吐的現象。大部分的人會發燒，五分之一的人頸部僵硬。如果不去治療它，甚至可能在兩個星期內死亡。記得大學時，高我一屆的學長就曾罹患此病，還因此休學一年。

要診斷這個疾病，很有趣的是可以抽脊髓液放於黑墨水中，再置於顯微鏡下觀察。這時可以看到在黑色的背景中有一顆顆白白、圓圓的東西，有些在邊緣有突起的小芽孢。記得我們醫科學生時的考試，老師就常喜歡出這個題目。

不過這並不是說只要去跟鴿子玩一玩，特別是在歐洲的廣場，就會被感染。事實上這和自己身體的抵抗力有密切的關係，例如使用皮質類固醇、或器官移植後使用抗排斥藥、或因惡性腫瘤而用化學藥物治療，就比較容易被感染。最近愈來愈多的愛滋病人，更是受到此菌感染的最佳對象。

鴿子是和平的象徵，也是增加公園或廣場生命力的最佳動物，雖然由鴿子談到隱球菌感染有點殺風景，不過知道這二者之間的關係也是很有趣的。

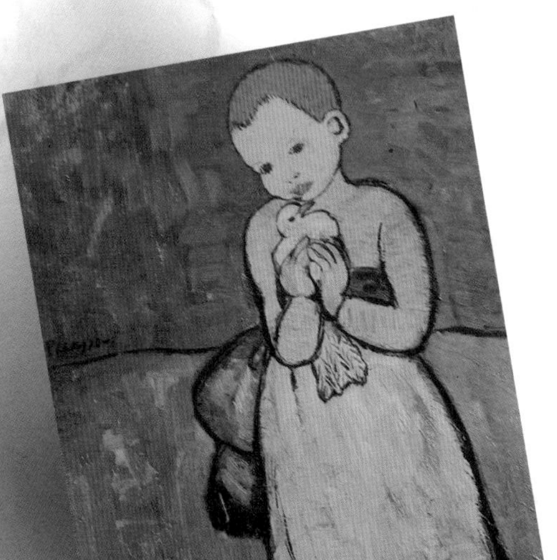

肺結核不再是絕症

蕭邦於一八一〇年出生於波蘭，他是世界有名的鋼琴作曲家，生性內向、多愁善感。李斯特曾形容他像牽牛花一樣：「在纖細出奇的花莖上搖曳著柔軟而清香的花冠，稍一碰觸就會破裂似的。由於他天生體弱多病，因此創造出來的音樂響度不高，曲終時更宛若一聲聲耳語密談。」所以他有鋼琴詩人的美譽。蕭邦十分熱愛祖國，他於一八三〇年離開波蘭到巴黎，臨行之際，老師和同學們唱著波蘭民謠，贈送他一個盛滿波蘭泥土的銀盃，蕭邦感動萬分，流淚滿面的說道：「願我能馬上返回，如果事與願違，那麼，當我被迫流浪異鄉之時，無論在我的心中或音樂裡，將深深的刻印著祖國的痕跡，永遠也不會忘記。」

一八三六年，蕭邦認識法國女作家喬治桑。當時對她的第一印象並不好，但由於身體孱弱，且此時已染上肺結核，再加上內向害羞，需要像喬治桑這樣健康又具有母性光輝的人來照顧，因此墜入情網，同居生活了九年。

於一八四八年，蕭邦因肺結核病逝於巴黎，伴隨他十九年的波蘭泥土於巴黎下葬時撒在靈柩上，他的心臟則運回波蘭華沙，葬在聖十字架教堂裡（見圖中間下方之小方框）。據說因爲肺結核，他和喬治桑住過的旅館，老闆往往因爲要燒掉可能會傳染的床墊和棉被，而要求他們付雙倍的錢，甚至還有雙雙被趕出門的窘況。

結核病是很古老的疾病，其細菌經由病人的飛沫傳染。根據世界衛生組織統計，一九九〇年全球五十三億人口中有十七億受結核菌感染，三百萬人因此死亡。台灣結核病在一九九一年居死亡原因第十一位。

結核病病人的全身性症狀常常並不特別，例

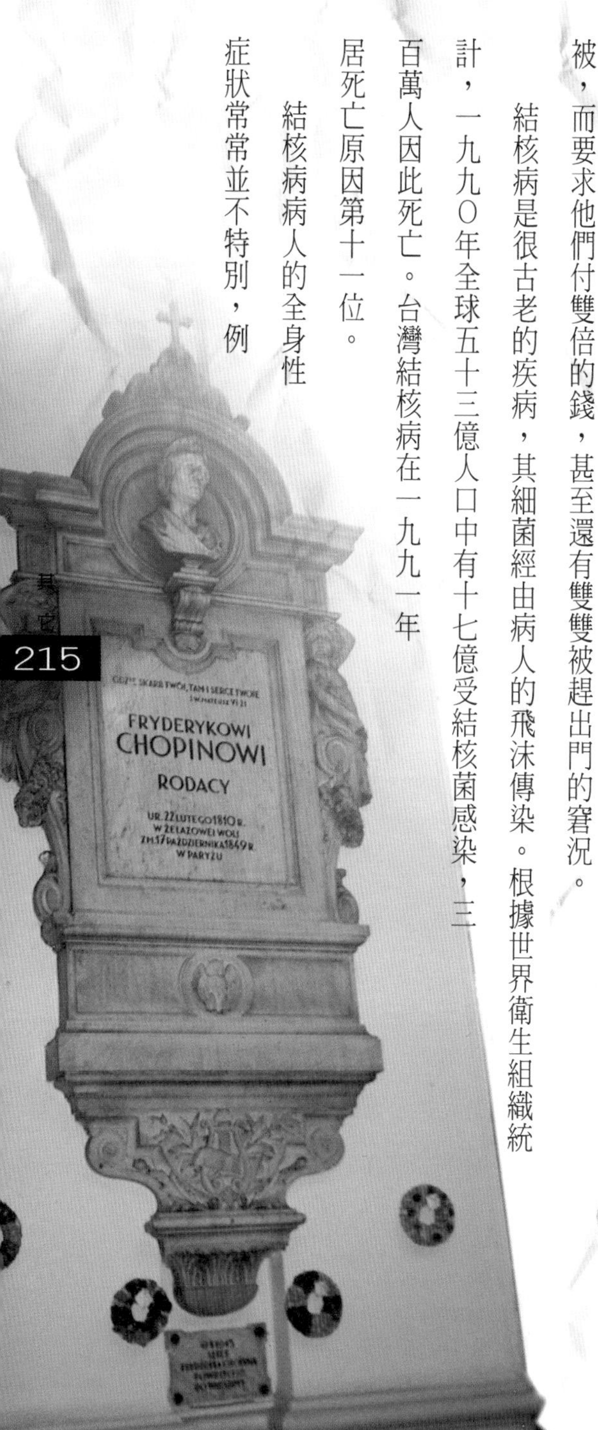

如消瘦、厭食、疲乏、微熱及夜間盜汗。若波及肺部則最常見的是咳嗽、吐痰及咯血，偶而會有胸痛，但許多病人並沒有症狀，只是因作胸部X光檢查才偶然發現。結核病也可以侵犯肺部以外的器官，例如：心包膜、肋膜、腎臟、腹膜、腎上腺及中樞神經。其中侵犯腎上腺引起腎上腺功能衰竭，使得病人全身倦怠、沒胃口、想吐、皮膚變黑的病，又叫作艾迪森氏病。

在蕭邦的時代並沒有藥物可以治療，因此在當時約半數病人會死亡，現在已經有很好的治療藥物，若能好好治療，百分之九十的人會治癒，百分之三的病人變慢性，只有百分之七的病人會死亡。目前是多藥併用治療，共六個月左右即有非常卓越的效果，藥物治療兩週後，病人幾乎就沒有傳染性。

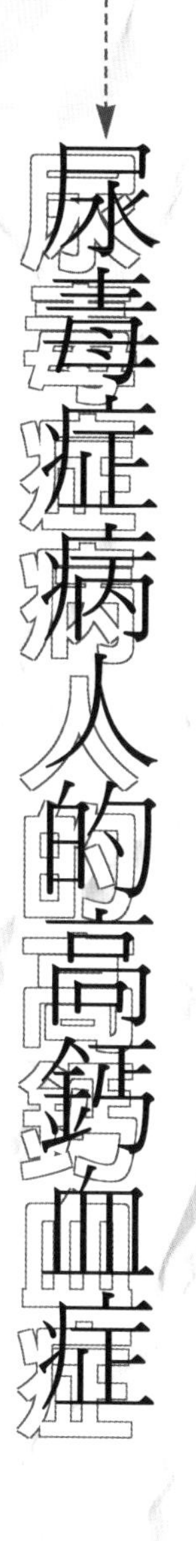

畫家夏凡諾（一八二四～一八九八）生於法國里昂，年輕時喜歡科學，也學過法律，但由於生病而課業中斷。在去了義大利後，喜歡上壁畫，回國後，就立志當畫家，最後成爲著名的裝飾壁畫家。除了壁畫外，他也畫了不少油畫。他畫油畫多採用象徵手法，用色蒼白，線條強而單純。在現存放於法國奧塞美術館的「海岸的年輕女人」一圖中，三個半裸的女人似乎剛剛游泳完畢，在沙灘邊梳頭和休息，畫面寧靜優美。此外，我們從圖中看到畫家對年輕女人的背部做了很精確的描繪，而最明顯的是脊椎和肩胛。

從醫學上的角度看女人，年輕時挺直的背脊到年紀大時出現駝背，是因為骨質流失造成脊椎骨的前端壓扁，因此人向前傾，而這種骨質流失的現象，在停經後更明顯。

我們知道鈣是骨頭的重要成分，而副甲狀腺荷爾蒙和維生素D與維持血中鈣在正常範圍有密切的關係。若血鈣過低，病人會出現抽筋的現象，而血鈣過高，則會出現噁心、沒有胃口、便祕、多尿、煩渴的現象，嚴重時昏迷。副甲狀腺荷爾蒙讓骨頭的鈣釋放至血中，而維生素D則在腸子吸收鈣到血中。維生素D必須在肝臟和腎臟活化，才能發揮作用。

尿毒症病人由於腎臟喪失功能，無法將維生素D活化，因此病人的腸子不能吸收鈣，使得血鈣降低，這時副甲狀腺就會分泌較多的副甲狀腺荷爾蒙，將骨頭中的鈣釋放出來，以維持血中的鈣於正常濃度。長久以後，副甲狀腺變大，而血鈣由過低變成過高，這時會有骨頭酸痛、皮膚癢的症狀，叫做三發性副甲狀腺機能亢進症。

對於這種病人，我們要治療功能過高的副甲狀腺，才能減少過高的血鈣。雖然在外國及我國都有報告在超音波導引下將酒精注射入增生的副甲狀腺，可以使它壞死，血鈣可以在第二天就降下來，病人症狀立即有明顯的改善，但由於副甲狀腺通常有四個，注射酒精不可能將這四個，甚至病變最明顯的那個副甲狀腺完全去除，因此病人的症狀在一段時間後又會復發，而注射酒精，可能會傷害到副甲狀腺旁邊控制聲帶的神經，因此出現聲音沙啞的現象。此外注射酒精後容易造成組織纖維化，會使以後的手術較困難，因此手術切除副甲狀腺比較確定和安全。注射酒精還是在副甲狀腺腫大明顯，病人情況不適合開刀時使用爲宜。

HYPERPARATHYROIDISM

荷爾蒙有晝夜晨昏變化

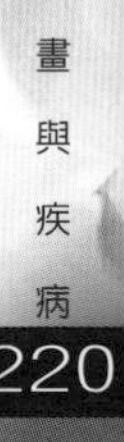

米開朗基羅於一四七五年出生於義大利，以雕刻聞名於全世界，到梵諦岡聖彼得大教堂時，導遊一定會帶你去參觀他刻的「聖母抱耶穌悲慟像」。不過他的繪畫也很有名，在梵諦岡西斯汀教堂的天頂，還可以參觀到他畫的「創世紀」，例如上帝創造亞當、夏娃，亞當和夏娃受到誘惑而墮落。他用雕刻的手法將人物表現得強健有力，使作品洋溢著力量與熱情，莊嚴而偉大。

米開朗基羅完成「創世紀」後，離開羅馬回到翡冷翠，替梅迪奇家族設計聖．羅朗茲寺院的裝飾及梅迪奇的墳墓；其中四座有名的雕像，就是「晝」、「夜」、「晨」、「昏」。

他用男人的雕像來代表白晝和黎明，而以女人表現黃昏和黑夜，此外在女人的雕像下雕出貓頭鷹和面具暗示黑夜的神秘和陰森（見圖）。這是一代雕刻巨匠對晝夜晨昏的看法。

在荷爾蒙方面，有些荷爾蒙雖然一天在血中的濃度不會有什麼變動，例如甲狀腺荷爾蒙，不過有的荷爾蒙卻會隨著早晚而有所改變，其中最典型的代表是腎上腺皮質素。

腎上腺皮質素對我們生命是一種非常重要的荷爾蒙，如果缺乏，會出現胃口不佳、發燒、休克和死亡。正常人這種荷爾蒙在早上八點時濃度最高，到了傍晚，濃度愈來愈低。

如果一個人腎上腺長了會分泌腎上腺皮質素的腫瘤，這時血中濃度則整天沒有多大的變化，因此可以做為診斷疾病的參考。如果腦垂腺長瘤，刺激腎上腺分泌過量的腎上腺皮質素，也會喪失晝夜節律的變化。

我們身體和長不長高有關的荷爾蒙——生長激素，也會有晝夜晨昏的變化，它和睡眠有密切的關係，睡覺時生長激素的濃度會上升，難怪古人說：「喔喔睏，一眠大一寸」。

世界因有晝夜晨昏、春夏秋冬的變化，所以顯得特別美麗，不過荷爾蒙為何需要有晝夜晨昏的變化，並不甚清楚，但當它喪失變化時，可以用來診斷疾病倒是蠻有意義的。

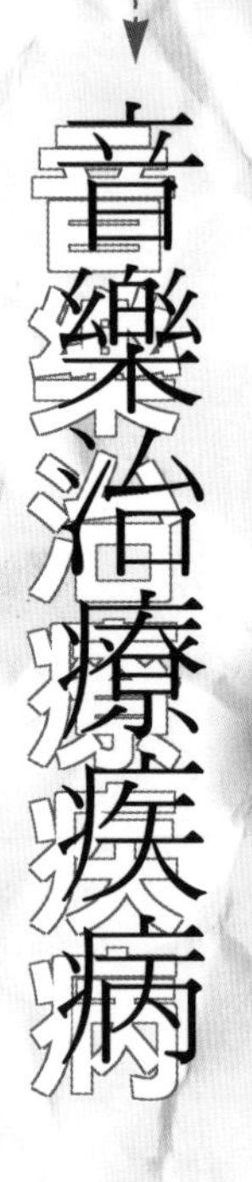

畢卡索是二十世紀最偉大的藝術家之一，他曾創立立體派，將繪畫歸結於造形，奠立了形象抽象化的藝術根基。野獸派是色彩的奔放，而立體派則爲形體的解脫。四十歲那年（一九二一），畢卡索畫了「三個樂師」這張油畫。這是用立體派的手法畫的，也使立體派美學達到巔峰，是值得紀念的作品。

在長和寬各兩公尺多的大幅畫作中，三個樂師以幾何學的形體表現。穿花衣的丑角在中心，左邊配以白衣的丑角，右邊則是黑色調的僧侶。此畫精彩的地方是形體的組合和顏色的配置。在暗褐色調背景的畫面中有黑白的對比，花格子的華麗色面，更有雅緻的藍色穿梭其間。這些幾何學的色面互相銜接交錯，產生音樂般的韻律和節奏感。

畫家用顏色和線條來表現音樂家演奏的情形。有趣的是音樂也可以用來治療病人。例如在生產過程中，音樂可促進孕婦肌肉放鬆，減輕分娩的痛楚。在牙醫診所裡，音樂可幫助病人減輕焦慮和不安。

除此以外，利用熟悉的旋律，可以幫助腦力和記憶力的維持。而在節奏方面，搖籃曲的緩慢節奏可以令人悠然入夢。有趣的是在超級市場放快節奏音樂，可以讓顧客快買、多買和快結帳。

至於和聲的使用，大、小調帶給人不同的感覺，各人的喜好也都不同，而喜好的情形可以反應出人的性格和特徵，治療師可經由其反射的結果，對患者做心理分析。

過去我們常常認爲治療病人用的不是藥物就是手術，而音樂和美術，只是生活的休閒。事實上音樂本身由於具豐富的特質，極易爲人類生理和心理接受，因此在精神醫學和復健醫學上都會有所貢獻。音樂治療是值得進一步研究和推廣的。

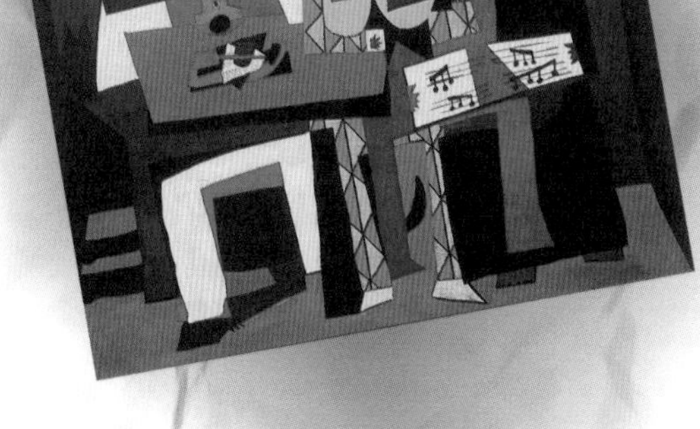

影響血鈉的荷爾蒙

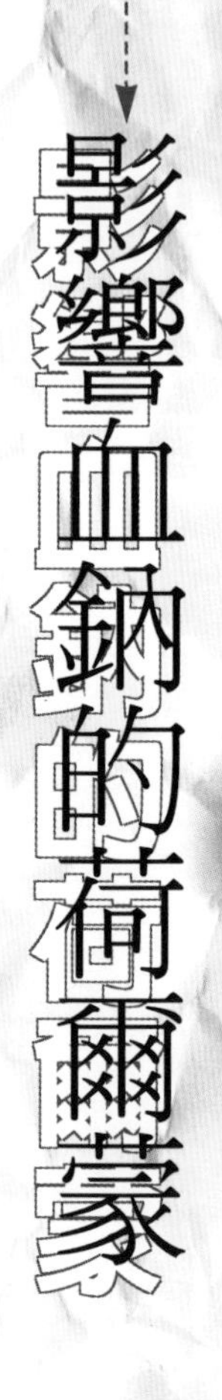

民國八十七年暑假到奧地利做深度之旅。奧地利是不靠海的國家，山又多。途中我們參觀了鹽礦，是很特別的經驗。

在台灣布袋、北門一帶，過去有所謂的鹽田，意即讓海水流到田裏，然後曬乾，就變成食鹽。現在的布袋鹽廠，則直接抽取海水，將它轉變成食鹽。

在奧地利的鹽礦礦坑口（見圖），我們穿上工作服，跨坐在有直直長條板凳座位的小火車，經過伸手不見五指、細長的坑洞，撲面而來的是冰涼的冷風。進入鹽礦坑內後，再溜滑梯進入洞裏。在溜了兩次滑梯以後，可以看到一池水塘。原來他們將水注入鹽礦內，內，再將鹽水抽取上去，這樣採鹽礦就容易多了。

過去食鹽是很珍貴的東西，因此擁有鹽礦的城市特別富有，也因此鹽又被稱作白金。音樂家莫札特的出生地，薩爾茲堡（SALZBURG）的薩爾茲（SALZ）也就相當於英文的SALT（鹽）的意思呢。

其實食鹽也就是氯化鈉，它是維持生命重要的成分，血鈉太低時人會昏迷。我們由食物中攝取鹽分後，吸收進入血中，再由腎臟排到尿中。腎上腺可以分泌一種叫皮質醛酮的荷爾蒙，作用在腎小管，將鈉吸回到血中，以便維持血鈉的正常。

如果腎上腺因爲受到結核病或慢性發炎的破壞，這時缺乏皮質醇和皮質醛酮，血鈉會降低。低血鈉會使人沒有胃口、噁心、想吐、低血壓，最後意識昏迷。由於這時腎上腺分泌的皮質醇減少，因此腦垂腺分泌的腎上腺皮質刺激素會增多，使得皮膚變黑，特別是在口腔黏膜、乳暈、關節皮膚皺褶處和疤痕。這個疾病又名艾迪森氏病。

相反的，如果腎上腺長了腺瘤，可以分泌過量的皮質醛酮，這時吸回的鈉太多了，相對的水也會保留較多在血管中，這樣病人就會出現高血壓。有趣的是腎臟吸回鈉時，會將鉀排到尿中，造成低血鉀症，這樣會有肌肉無力的現象，走路也容易腳軟，這叫原發性皮質醛酮症。

也許在一般人的想法中，食鹽只是調味用的東西。從上述的介紹，想必您已瞭解，從生理學的觀點來看，它卻是維持生命重要的物質呢！

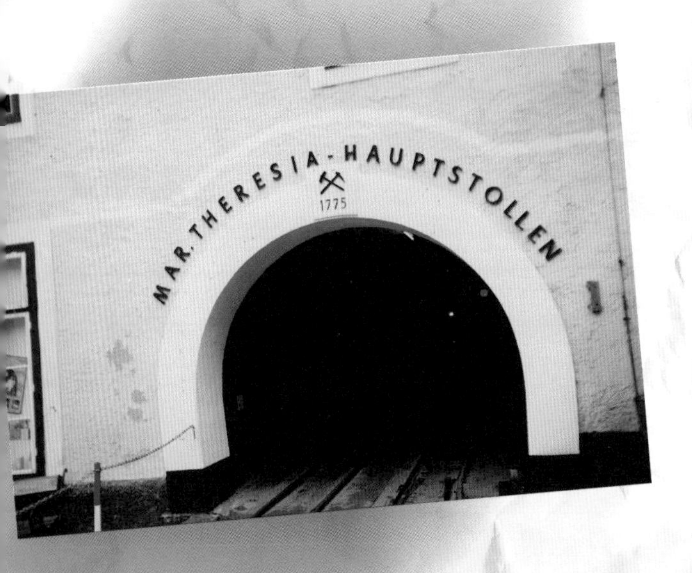

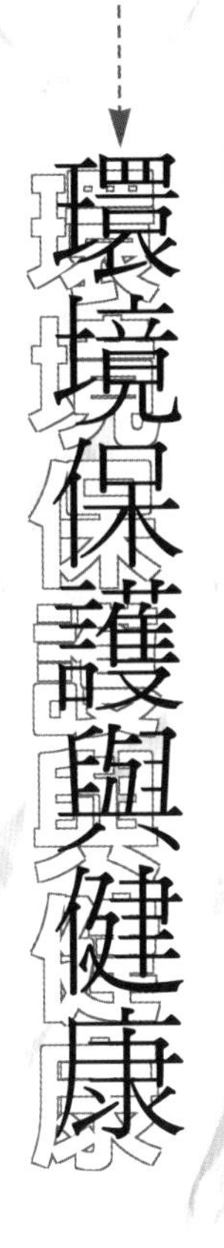

民國七十年十二月二十五日與太太和女兒到陽明山的夢幻湖玩。初冬的夢幻湖，和煦的陽光照在撿拾石頭玩耍的她們兩人，構圖是如此的漂亮，因此趕快用照相機拍下來。

十六年後，我用油畫畫出當時的情景，只是將太太的裙子加長到地面。此外我用晃動的、有點蒼涼的野草，和飄逸的長長秀髮，來表現冬日風吹的感覺，而清澈的湖水，則映照著野草的倒影。這張名爲「金色回憶」的三十號油畫，民國八十六年九月底在國父紀念館展出。

夢幻湖是水韭的故鄉，她也在我心中留下如詩、如畫般的印象。不過聽朋友談起今日的夢幻湖，不但沒有什麼水，也用圍籬圍起來，已不復當年的情景。這讓我聯想到故鄉嘉義縣六腳鄉，昔日的池塘、流水、樹林，漸漸的都不見了，讓我每一次回到故鄉，都增添了一點傷感和失落。

事實上，環境保護對人的健康是很重要的，例如鉛中毒就是一個典型的例子。製造電池的工廠如果隨便將其廢水排到水溝中，就可能讓附近的居民吃到含鉛的物質。嚴重急性的鉛中毒可以發生腹部疼痛、噁心、嘔吐和腦病變。慢性中毒的症狀則包括疲倦、頭痛、性慾減退，比較少見的是胃痛、便秘和感覺異常。除了測定血中鉛的濃度外，我們常常會觀察紅血球的變化，這時細胞可能變得更小，而且出現一些藍色的小點，此外腎臟和神經也會受到影響。

我的同學王榮德教授是工業職業病的專家，常常要到工廠去看工人的健康情況，幫他們解決一些問題。我曾聽他說，有些工人在封閉的空間內使用有機溶劑，就常常會影響到健康。不過雖然從事職業病診治的醫師是很高尚的工作，可是由於發現了問題，工人不是很高興，老闆更不快樂，而醫師的收入也不優厚，因此就像法醫一樣，並沒有很多年輕醫師願意追隨。

葡萄牙人將台灣稱爲美麗之島。爲了我們本身的健康，也爲了下一代，儘量保護美麗的綠地，是我們每一個人的責任。

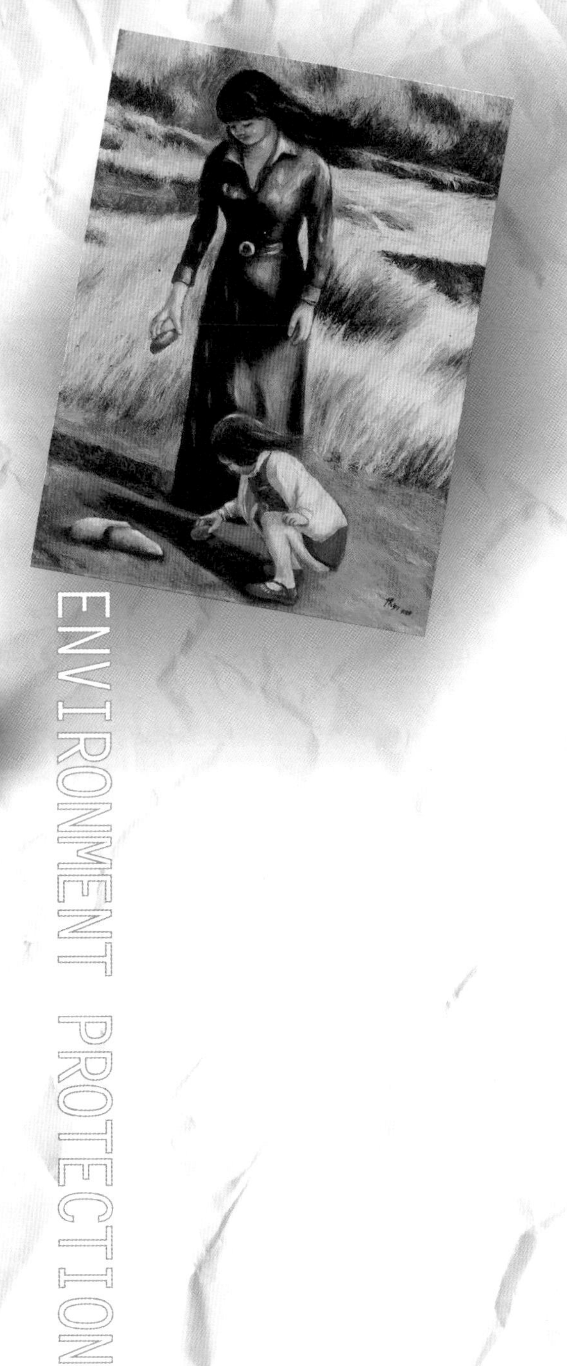

ENVIRONMENT PROTECTION

好醫師和好病人

台大醫學院最受新郎新娘喜愛，經常當成婚紗攝影背景的建築，要算是仁愛路與中山南路交接處旁的二號館了。那棟古老的黃色建築，是昔日醫學院的行政中心。前有秋季時由綠轉紅的楓樹，右有高聳的白千層。微風吹來，令人有如沐春風的感覺。

在二號館走廊下的洞內，在未用鐵欄杆圍起來以前，曾經住著許多小狗，在晴朗的日子，奔跑追逐在楓樹下，拉扯著布條在遊玩。我覺得牠們的樣子好可愛，便用粉彩筆畫下來。最近醫學院「溝通技巧」這門課要出書，本來我要用這張圖給他們當封面，但他們認爲人與人間的溝通，不能像動物這麼野蠻，我只好再另畫一幅給他們。

人生病看醫師，醫護人員照顧病人，都需要好的溝通，才能將病治好。有的病人看醫師時很緊張，不但血壓高起來，講話也結結巴巴的，忘了要正確的告訴醫師那裏不舒服，更糟糕的是醫師看病的時間也很短，有可能因此遺漏了重要的病情。所以我常常要比較緊張、較健忘的病人在家裏時，就將不舒服的症狀以及要問的問題，都用筆寫在紙上，拿到門診給我看，這樣就不會遺漏。至於醫師本身，則需耐心的傾聽病人說話，不要動不動就打斷；但也不是讓病人說的天花亂墜，而是要主動的詢問與疾病鑑別診斷有關的訊息。例如：對於有甲狀腺結節腫的病患，我們就常會問「出現結節有多久了？會不會痛？」等等問題。

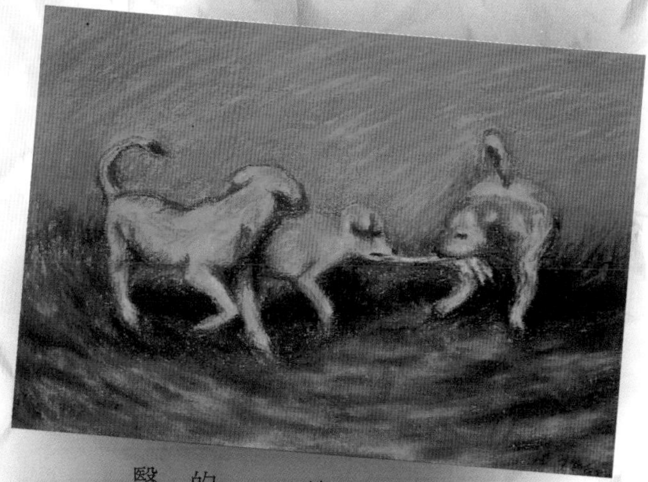

有一些病人在醫師看別的病人時，頻頻插嘴，問東問西的，這不但是不禮貌的行爲，也干擾了醫師的思緒，影響到醫師對該病人疾病的判斷和處理的正確性，這是十分不應該

的，也是我們國人要改進的。

最近新聞報導某防癌中心其看病的方式採用美國式的作風，醫師到各診間去看，病人則已換好接受檢查的衣服，而且每一位醫師看的病人並不會太多，有充分的時間傾聽和檢查病人，我想這是最理想的看病方式，但在講求績效的時代，就不知道有多少人能夠眞正的實行了。

常見的貧血原因及處理

民國八十七年十月八日的《中國時報》頭版刊出新聞和圖片，報導俄羅斯民眾聚集在紅場，展開示威活動，抗議生活水準遽降、政府拖欠薪資，要求葉爾辛總統下台。圖片右方是一座童話故事般的教堂。這讓我聯想起我在民國八十六年遊完東歐回來後畫的「月圓莫斯科」一圖。圖中的建築也就是紅場西南端的聖巴西勒大教堂。至於金色的圓月，是我在匈牙利布達佩斯坐船夜遊賞月得來的靈感。而在兩邊的花和樹林，則取自斯洛伐克的印象。天空是很特別的紅色。

這是因爲在遊東歐的那一段時間，都在看「梵谷書簡全集」，其中梵谷提到：「柯洛逝世前不久說過：¡{我昨夜夢見天空呈玫瑰紅色的、黃綠色的天空，豈不落定於印象派畫家的風景中！某些東西讓人感到有一天必然來臨，而且也眞的來到現實中。」我認爲紅色的天空是最適合俄羅斯紅場不過了，因此塗上紅色，而事實也證明效果眞的很好。

紅場紅色的天空讓我想起實習醫師的日子。半夜婦人來生產，我們只要翻一下眼皮，由其紅色的程度，就可十分準確的估計血色素多少，是否有貧血。

在門診我們看到病人臉色不好，在身體檢查時也要翻翻眼皮，注意看看有否貧血。若有貧血，最常見的是缺鐵性貧血。通常我們會檢查是否有消化道出血，例如胃、十二指腸潰瘍，因此會做大便潛血反應檢查。此外若是婦女，我們會問病人月經來的頻繁程度，和月經的量，因爲這是缺鐵性貧血的重要原因。

另外一種貧血常見的原因，和缺鐵性貧血一樣，在顯微鏡下看起來，紅血球也是小小的，叫做地中海貧血，可以靠血色素電泳檢查來診斷。不過比較精確的是基因檢查。因爲有些用電泳檢查是看不出來的。

對於缺鐵性貧血，除了找出出血根本的原因加以治療外，可以服用鐵劑來治療，病人貧血很快可以恢復，自然臉色、體力都會改善。不過對於地中海貧血，目前尚無根本的治療方法。

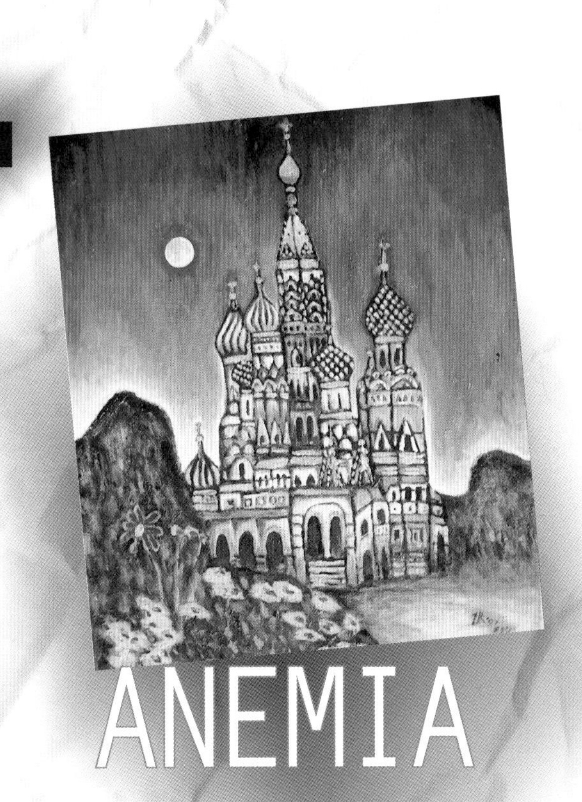

ANEMIA

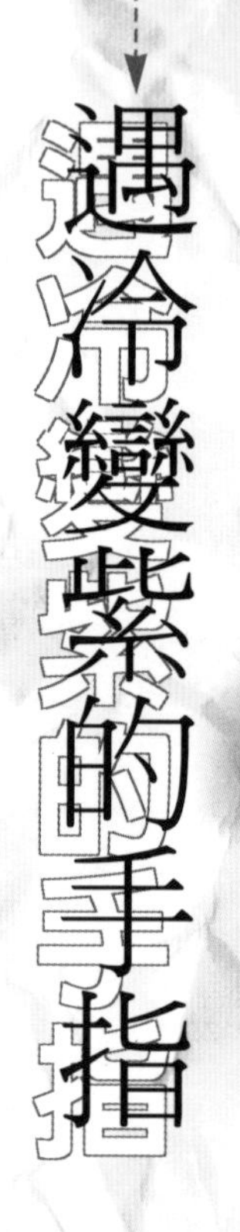

遇冷變紫的手指

印象派畫家雷諾瓦在一八七六年畫了一張名爲「陽光下的裸女」的作品。描寫樹林中的裸婦，受到穿過樹葉縫隙下來的陽光照射，在粉紅的肌膚上產生微妙的色彩變化。爲了達到這種效果，他在皮膚上用了一些紫藍色的筆觸。這種畫法，很難被當時習慣於看傳統繪畫的人接受，因此費加洛報的藝術評論形容這張圖爲：「整個肉體逐漸分解成發青、發紫的斑塊，活像是完全腐壞的屍體。」

不過我們現在看這張圖，卻很佩服畫家能夠表現出光與色彩的特殊效果，而背景的草叢，以即興的粗筆觸描寫，更是有效地加強了主題的律動感。

在醫學上，有一位叫雷諾（一八三四～一八八一）的法國醫師，曾報告過一種疾病現象，病人的手指在暴露到冷的環境時，膚色會漸漸蒼白，然後轉成青色，而且感覺疼痛，最後變成鮮紅色。後人稱之爲雷諾氏現象。

雷諾氏現象主要是因供應手指血液的血管收縮。它的發病原因有很多種，例如：硬皮症就有百分之八十至百分之九十的人會出現這種現象。其它如類風濕性關節炎、紅斑性狼瘡，也有可能。

有些年過五十歲的男子發生動脈粥狀硬化，也可能出現這種現象。而一些血液疾病在天冷時，血中異常的蛋白會讓紅血球和血小板凝結起來，也可能引起血管阻塞，出現雷諾氏現象。

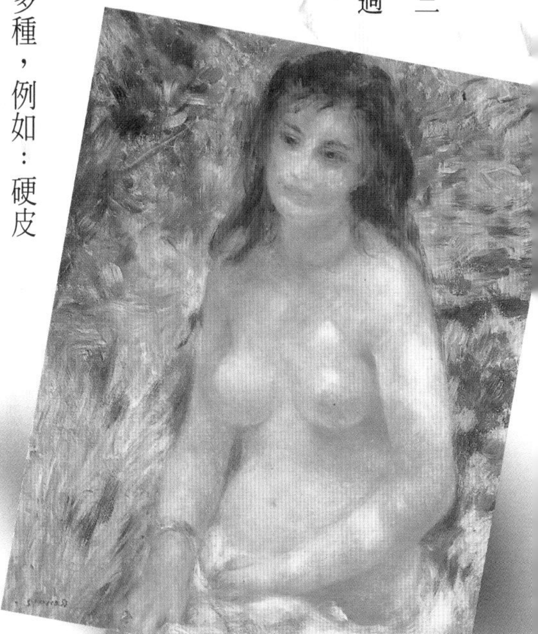

有些藥物能夠使血管收縮，也可以讓手指在遇冷時發青。另外一些抗癌藥物，也是致病原因。

對這種病人除了治療根本的原因以外，手腳應該注意保暖，也不宜抽煙。此外可以使用讓血管放鬆的藥物。

不過雷諾氏現象出現的是手指發青，和雷諾畫中的人物是不太一樣的。有一種稱爲網狀青斑的病，則比較接近畫中的變化。病人在四肢的皮膚出現斑點或網狀的紅藍膚色，也是在天冷時症狀較明顯，通常於二十多歲以後出現。這種疾病的原因不明。雖然除了膚色的變化以外，通常沒有什麼症狀，但罕見的情形下會發生皮膚潰瘍，所以宜避免接觸到寒冷的環境。一般是不需要用什麼藥物治療的。

常常在想，一幅精采的名畫往往於完成當時無法被人接受，後來卻倍受稱讚。這和時髦的衣服剛好完全相反。什麼叫做眞正的美，其實還眞難回答哩！

名畫與疾病
內科教授爲你把脈

元氣系列 3

著　　者／張天鈞
出 版 者／生智文化事業有限公司
發 行 人／林新倫
總 編 輯／孟　樊
執行編輯／范維君
美術編輯／黃一郎
登 記 證／局版北市業字第677號
地　　址／台北市文山區溪洲街67號地下樓
電　　話／886-2-23660309　886-2-23660313
傳　　眞／886-2-23660310
印　　刷／科樂印刷事業股份有限公司
法律顧問／北辰著作權事務所　蕭雄淋律師
初版一刷／1999年5月
I S B N／957-818-004-7
定　　價／新台幣320元

北區總經銷／揚智文化事業股份有限公司
地　　址／台北市新生南路三段88號5樓之6
電　　話／886-2-23660309　886-2-23660313
傳　　眞／886-2-23660310

南區總經銷／昱泓圖書有限公司
地　　址／嘉義市通化四街45號
電　　話／886-5-2311949　886-5-2311572
傳　　眞／886-5-2311002

郵政劃撥／14534976
帳　　戶／揚智文化事業股份有限公司
E - mail／tn605547@ms6.tisnet.net.tw

國家圖書館出版品預行編目資料

名畫與疾病：內科教授為你把脈/張天鈞著

—初版—臺北市：生智，1999［民88］

面；　公分

ISBN　957-818-004-7（平裝）

1.心身醫學−通俗作品

415　　　　88004090